Coco Burckhardt

ulmer

Erste Hilfe mit frischen Wildpflanzen

Die Naturapotheke
für unterwegs

Mit
Outdoor
Life Hacks

Das steckt im Buch

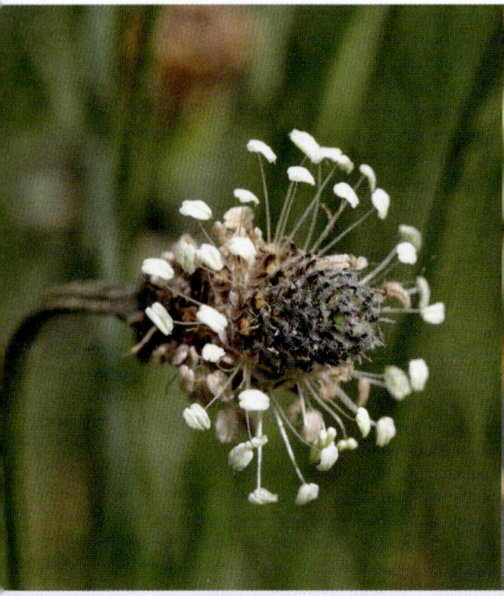

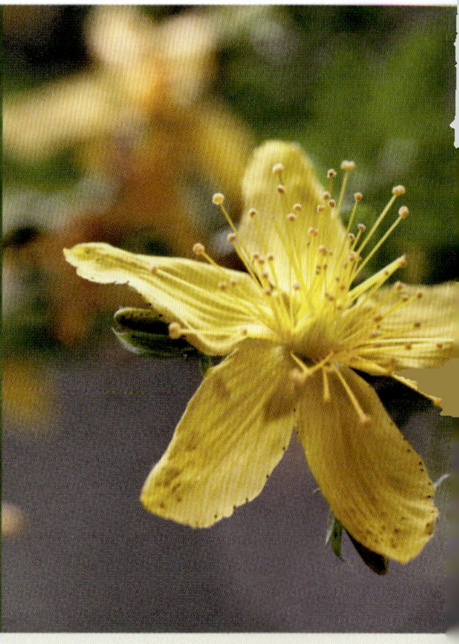

Bei Schrammen, Sonnenbrand und Insektenstichen helfen Ampfer, Gundermann, Spitz-Wegerich, Wald-Erdbeere und Co. blitzschnell. Probieren Sie's aus.

Mehr Wissen

Gegen Muskelkater, müde Füße, Verstauchungen und auch bei Bauchweh, Zahnschmerzen, Kopfschmerzen helfen neben Beifuß, Gänseblümchen, Hirtentäschel und Vogelmiere noch viele weitere WIldpflanzen.

Mehr Wissen

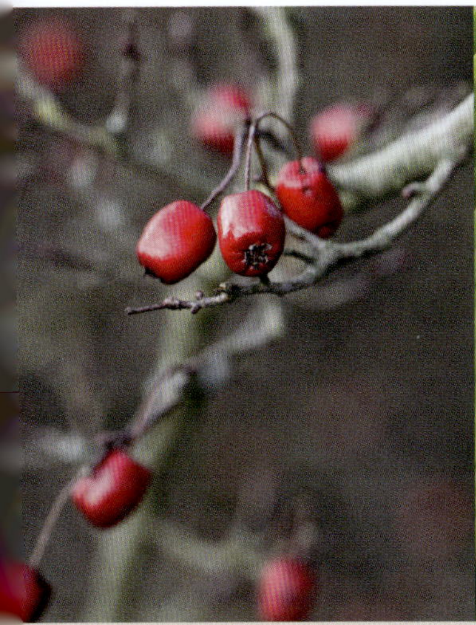

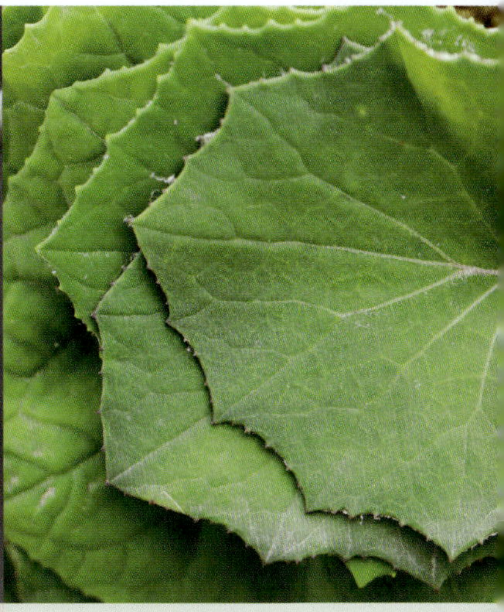

Soforthilfe aus der Natur

Gegen alles ist ein Kraut gewachsen – und zwar direkt am Wegesrand. Genau hinschauen lohnt sich in jedem Fall. Denn oft wächst die schnelle Hilfe direkt vor Ihren Füßen.

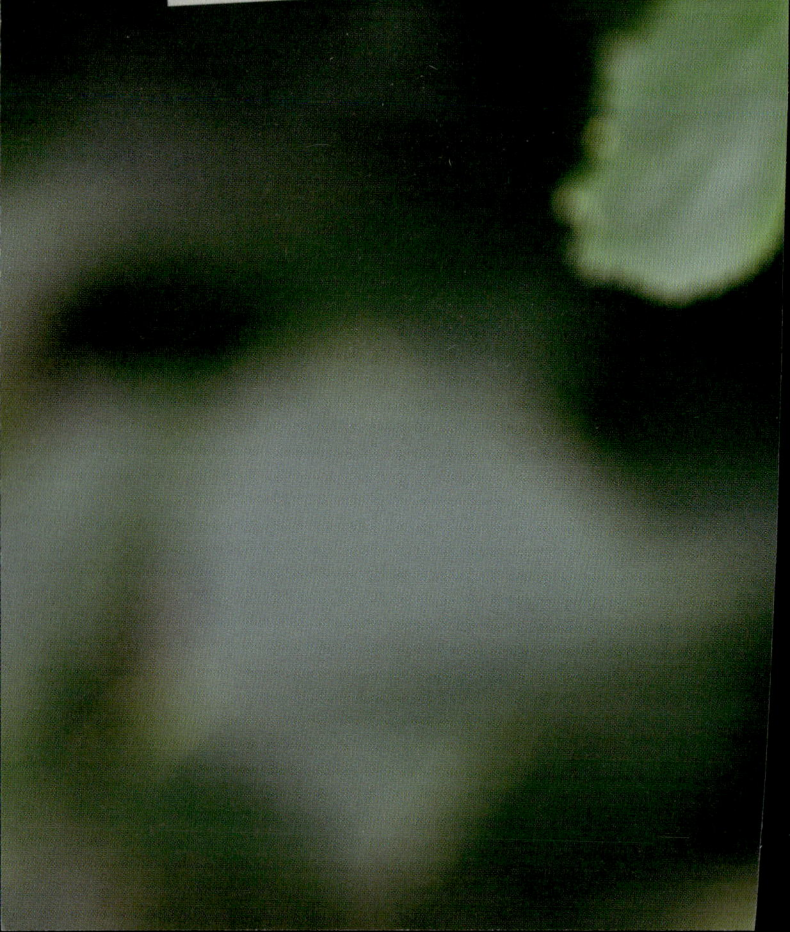

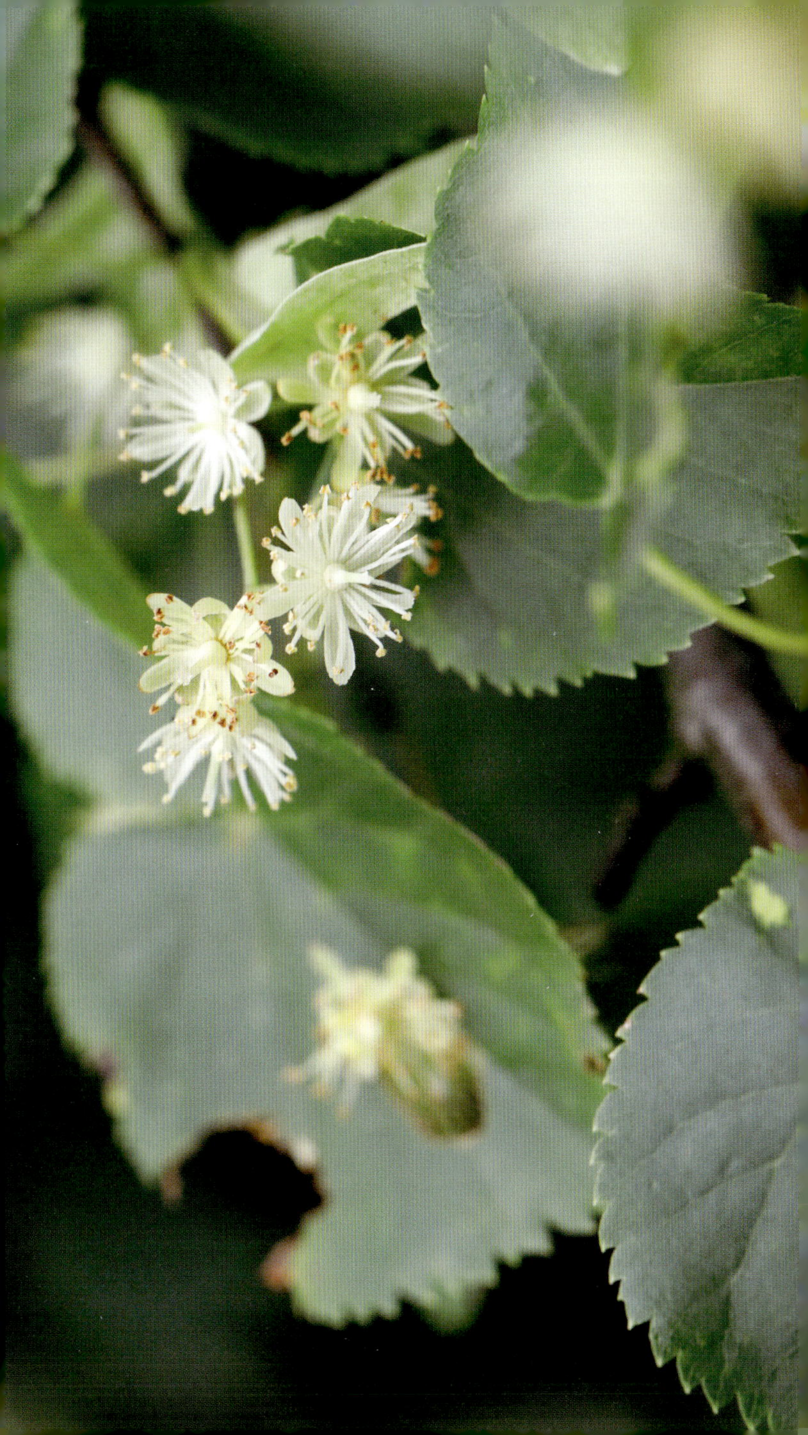

Draußen unterwegs

Sicher kennen Sie das: Man ist unterwegs bei einer Wanderung oder einem Spaziergang, und schon ist es passiert – man stolpert, zieht sich eine Schramme zu oder verstaucht sich den Knöchel, schneidet sich beim Picknick in den Finger, sitzt zu lange in der Sonne, oder der Wind pfeift, und die Ohren fangen an zu schmerzen.
Eine kleine Apotheke hat man selten dabei, doch beim Blick in die umgebende Natur werden Sie so manche Pflanze finden, die Ihnen mit schneller Hilfe zur Seite steht.

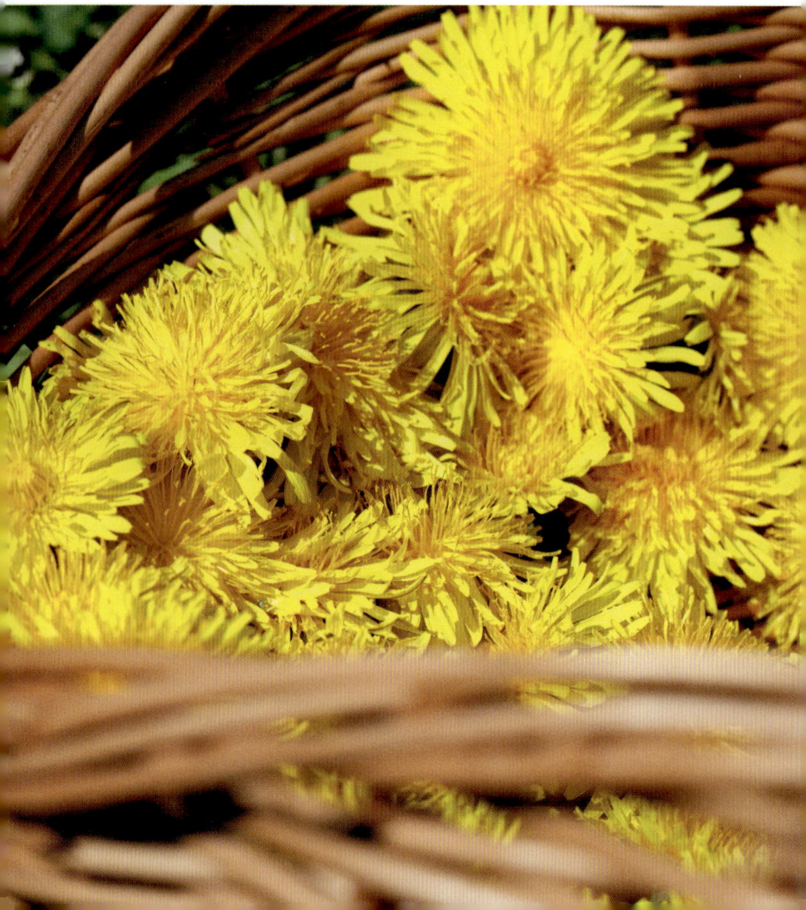

So geht's

Das Zerreiben der Pflanzen leistet gute Dienste, bei den meisten äußeren Blessuren ist das Zerkauen und Einspeicheln aber besser. Unser Speichel enthält Schleimstoffe, die die Wundheilung fördern, Enzyme, die die Verfügbarkeit der Pflanzeninhaltsstoffe steigern, und das Immunglobulin IgA zur lokalen Abwehr von Erregern. Wenn es Ihnen irgendwie möglich ist, sollten Sie den Pflanzenbrei auch an den zu behandelnden Stellen fixieren. Falls Sie kein Tuch oder ähnliches zur Verfügung haben, kann auch mal ein Blatt aushelfen, vom Ampfer beispielsweise oder vom Wegerich, einer Eiche oder einem anderen Baum.

Sammeln leicht gemacht

Da es hier ausschließlich um schnelle Hilfe und Sofortbehandlung geht, kann man das gerade herrschende Wetter logischerweise vernachlässigen. Auch der in den Porträts angegebene Erntezeitpunkt ist relativ: Wenn Sie die Pflanze brauchen, greifen Sie zu, auch wenn es gerade nicht die beste Zeit ist. Ihre Wirkung mag zwar etwas schwächer sein, aber helfen wird sie trotzdem. Des Weiteren gilt für das Sammeln:

- Nicht in Naturschutzgebieten
- Nicht an viel befahrenen Straßen
- Möglichst nicht auf konventionell bewirtschafteten Wiesen, Ackerrandstreifen oder an Hundegassiwegen
- Auf keinen Fall verwenden, wenn sich Tierkot in der unmittelbaren Nähe befindet
- Am besten auf Brachwiesen, an Bachufern, am Waldrand
- Nicht zu viel von einer Pflanze nehmen, sie soll danach noch weiterleben
- Nur so viel sammeln, wie benötigt wird
- Gesunde Pflanzen sammeln (ohne Mehltau, Läuse etc.)

Das Thema der Sofortbehandlung ohne weitere Verarbeitungsschritte finde ich sehr faszinierend. Es ist so einfach und dabei so wirkungsvoll und erfüllt mich mit einer besonderen Art von Dankbarkeit gegenüber „Floras Kindern“. Mal schauen, ob es Ihnen ähnlich ergeht …

Wenn's außen wehtut

Bei Schrammen, Sonnenbrand und Insektenstichen helfen Ampfer, Gundermann, Spitz-Wegerich, Wald-Erdbeere und Co. blitzschnell.

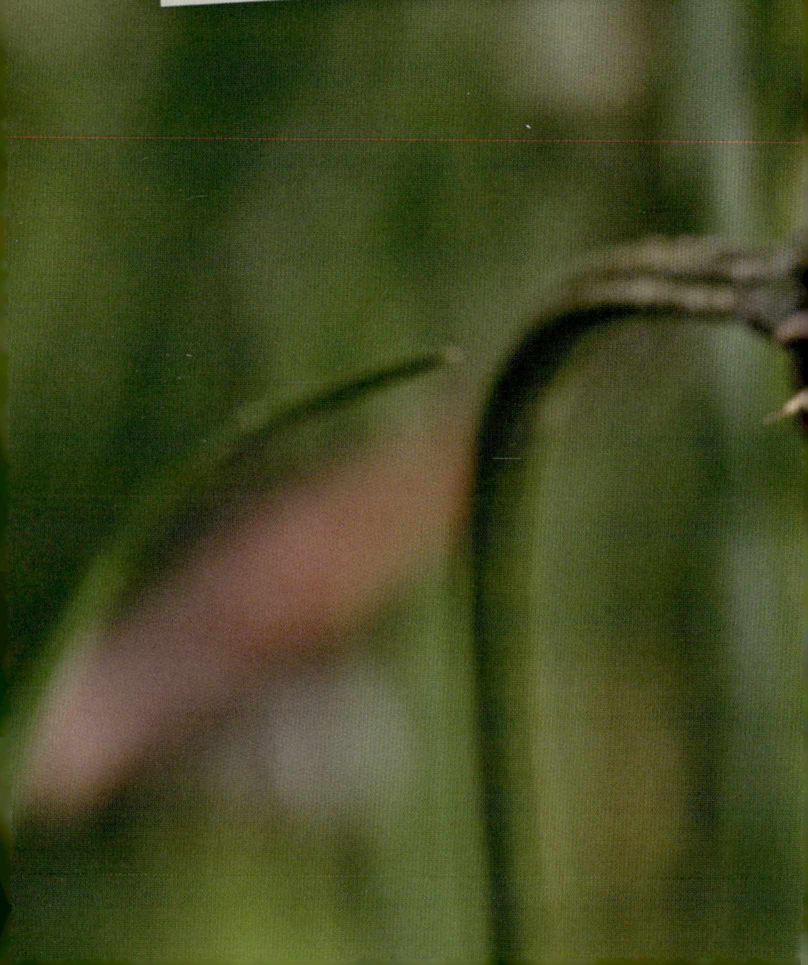

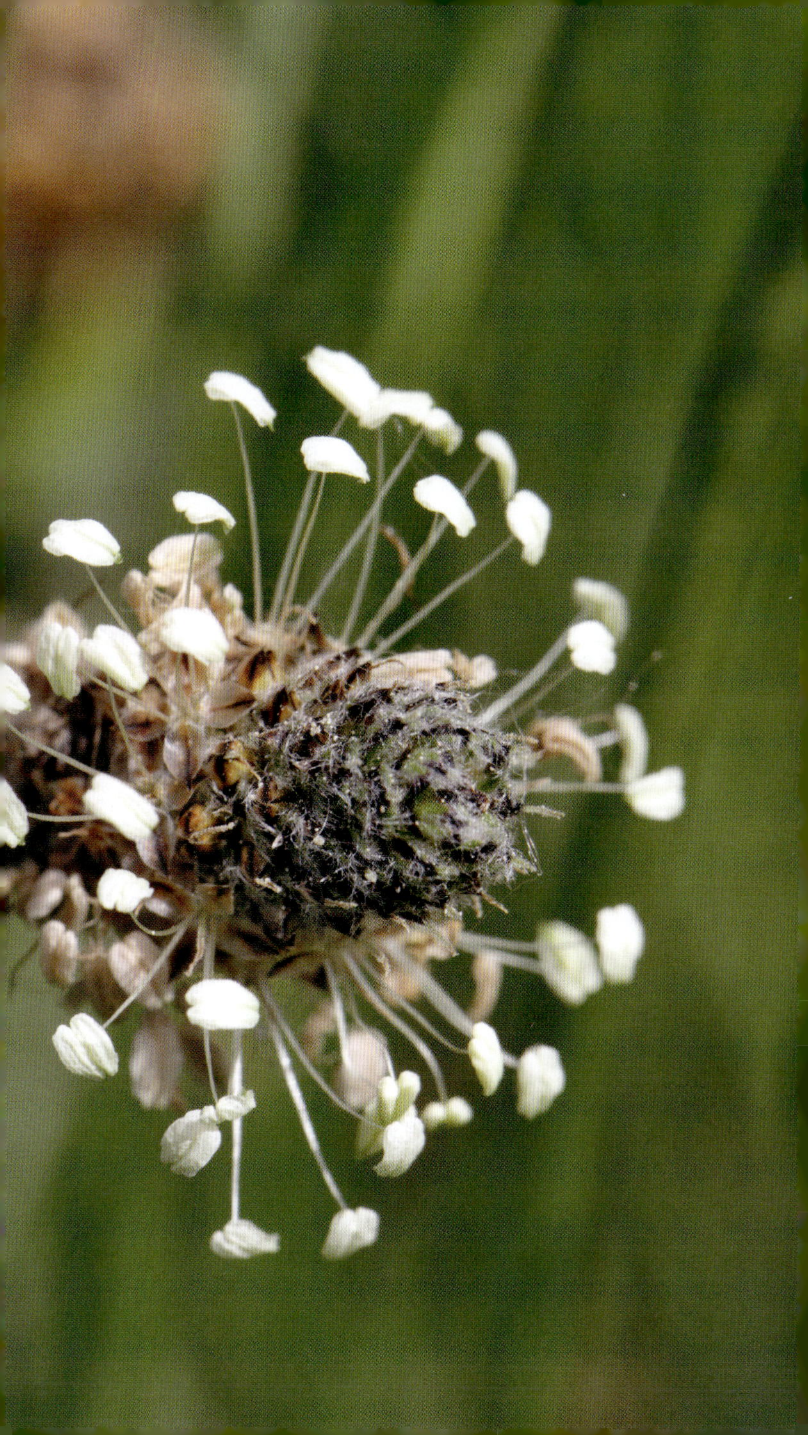

Ampfer

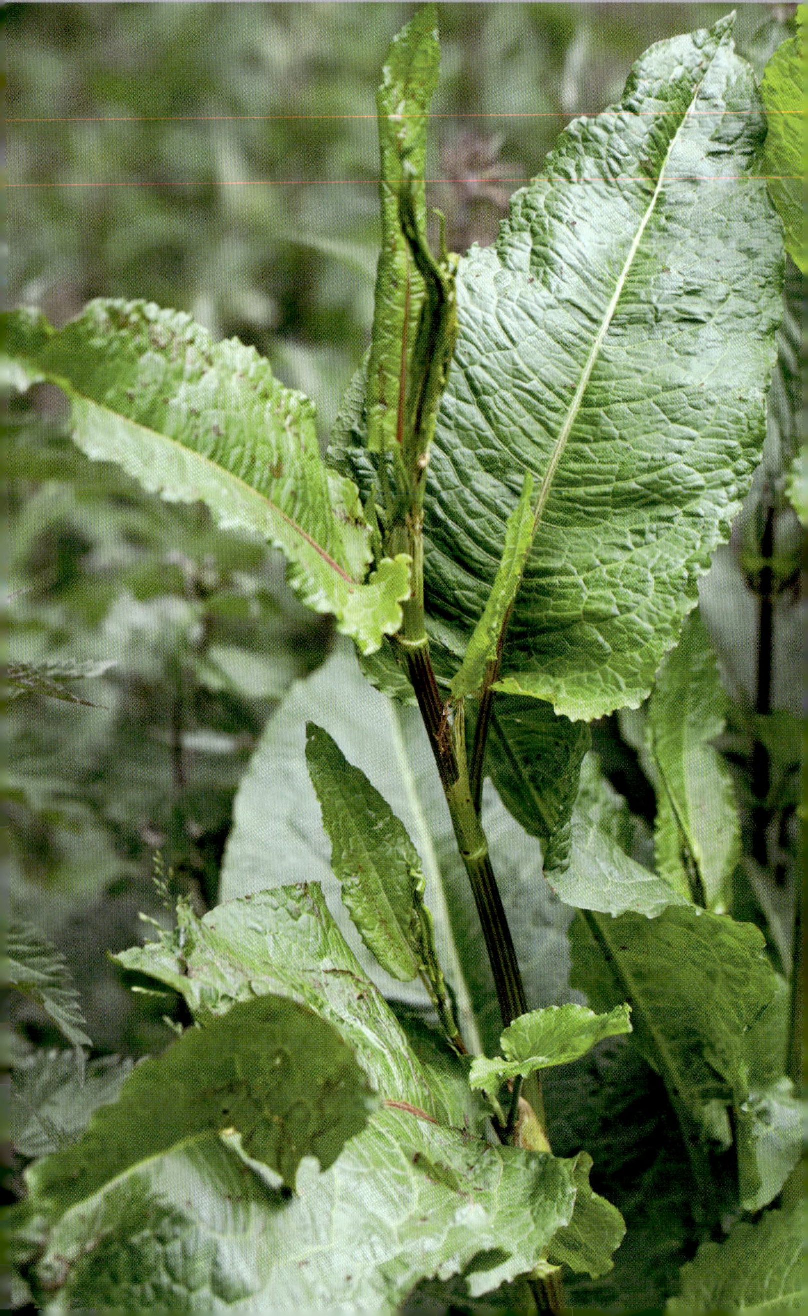

Darf ich vorstellen?

SO HEISST ER: Stumpfblättriger A., *Rumex obtusifolius*
SO SIEHT ER AUS: 50–100 cm hohe Staude;
Blätter: breit, lanzettlich; **Blüte**: 3–5 mm grün, rötlich
ER BLÜHT VON: Juni–August
HIER WÄCHST ER: Wegränder, Äcker, Wiesen
KANN VERWECHSELT WERDEN MIT: anderen Ampferarten, ungefährlich

Wann was sammeln?

Bereits im Winter kann man die Ampferrosette auf der Wiese entdecken. Die Blätter können Sie bis in den Spätsommer ernten. Danach beginnt er langsam zu welken. Wenn die Blätter welk, von Käfern durchlöchert oder vom Pilz befallen sind, kann man sie natürlich nicht mehr verwenden.

Schnelle Hilfe …

- **BEI INSEKTENSTICHEN:** Verreiben Sie die Blätter auf den entsprechenden Stellen. Sie werden augenblicklich Linderung erfahren.
- **BEI BRENNNESSELVERBRENNUNGEN:** Hier verhält es sich genauso wie bei den Insektenstichen: einfach Blätter darauf verreiben.
- **KÜHLEND:** Bei großer Sommerhitze kühlt so ein Ampferblatt Kopf, Nacken oder andere Körperstellen. Dazu einfach ein Blatt auflegen.
- **ALS MINERALBOMBE:** Sein junger Trieb, den er aus der Rosette schiebt, ist eine echte Mineralbombe. Um an ihn heranzukommen, den Trieb vorsichtig aus der Rosette ziehen. Er schmeckt etwas bitter und ist leicht schleimig, dabei aber erfrischend und sehr kräftigend.

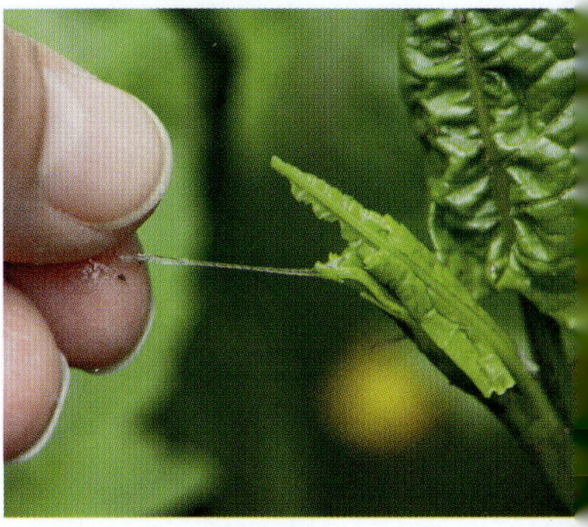

Da hilft er noch

ALS HEILMITTEL INNERLICH: leicht abführend, regt den Gallefluss an, blutreinigend.

Esche

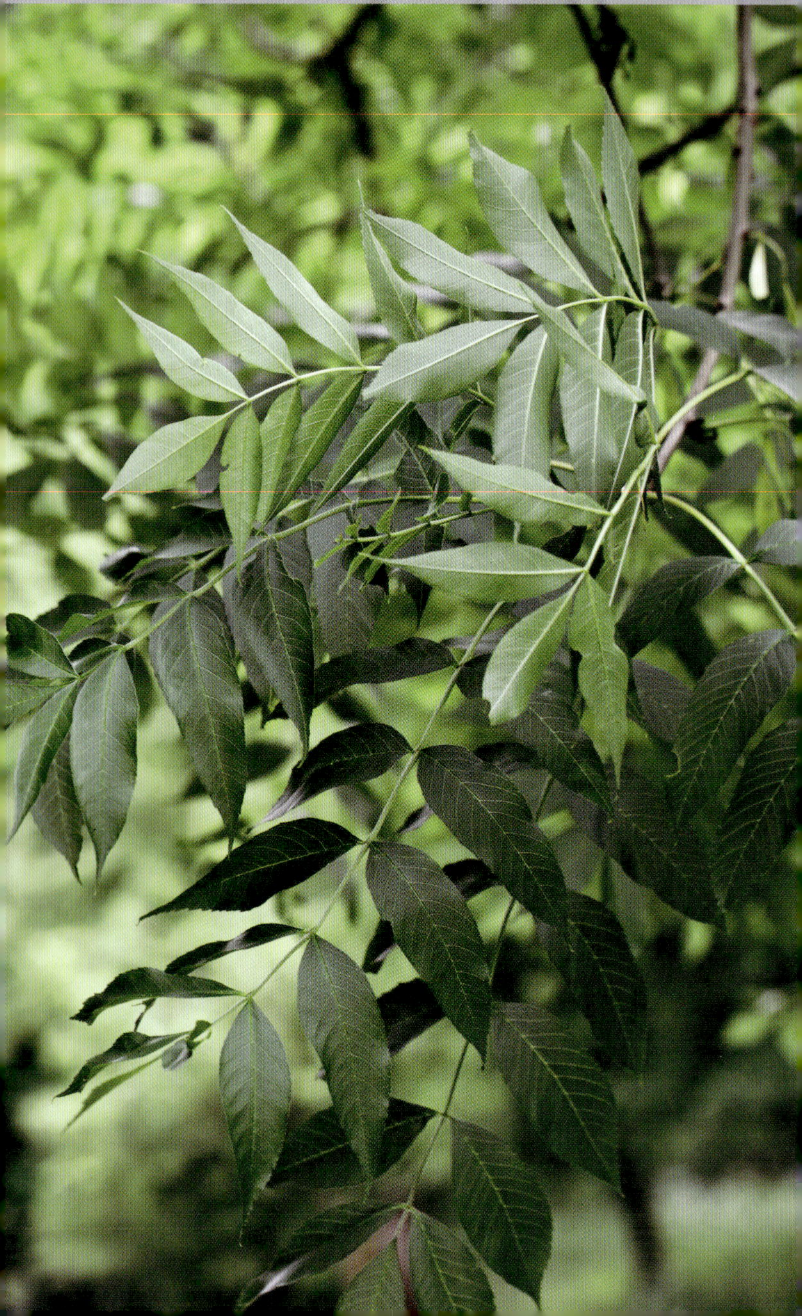

Darf ich vorstellen?

SO HEISST SIE: Gewöhnliche E., *Fraxinus excelsior*
SO SIEHT SIE AUS: bis zu 40 m hoher Baum;
Rinde: grau, glatt, später dunkler und rissig;
Blätter: 9–15-fach gefiedert, gesägt, langgestielt;
Blüte: bräunlich violett in Rispen angeordnet;
Samen: flache, elliptische, geflügelte Nüsschen
SIE BLÜHT VON: April–Mai
HIER WÄCHST SIE: Wegränder, Wälder
KANN VERWECHSELT WERDEN MIT: als Jungbaum mit Eberesche, ungefährlich

Wann was sammeln?

Idealerweise verwendet man die Blätter von Ende Mai bis Ende August. Sie können die Erntezeit aber auch gut bis Ende September ausdehnen.

Schnelle Hilfe ...

- BEI WUNDEN: Mit den Blättern können Sie frische Wunden behandeln. Traditionell verwendete man die Esche vor allem bei Bisswunden. Zerreiben Sie die Blätter und geben Sie diese auf die Wunde. Falls es Ihnen möglich ist, fixieren Sie die Blätter, z. B. mit einem Tuch oder mit einem weiteren unzerriebenen Eschenblatt und einem Grashalm.
- BEI MÜDEN FÜSSEN: Ein Eschenblatt belebt Ihre Füße, wenn Sie es zwischen Fußsohle und Strumpf legen.

Da hilft sie auch

ALS HEILMITTEL INNERLICH: entwässernd, Nieren- und Gallensteine, milz-, nieren-, leberstärkend.
ALS HEILMITTEL ÄUSSERLICH: Muskelkater, Rheumaschmerzen.

LECKER

Die ganz jungen, noch klebrigen Blätter können Sie im Mai zu Salaten essen, etwas herb, aber erfrischend.

Fichte

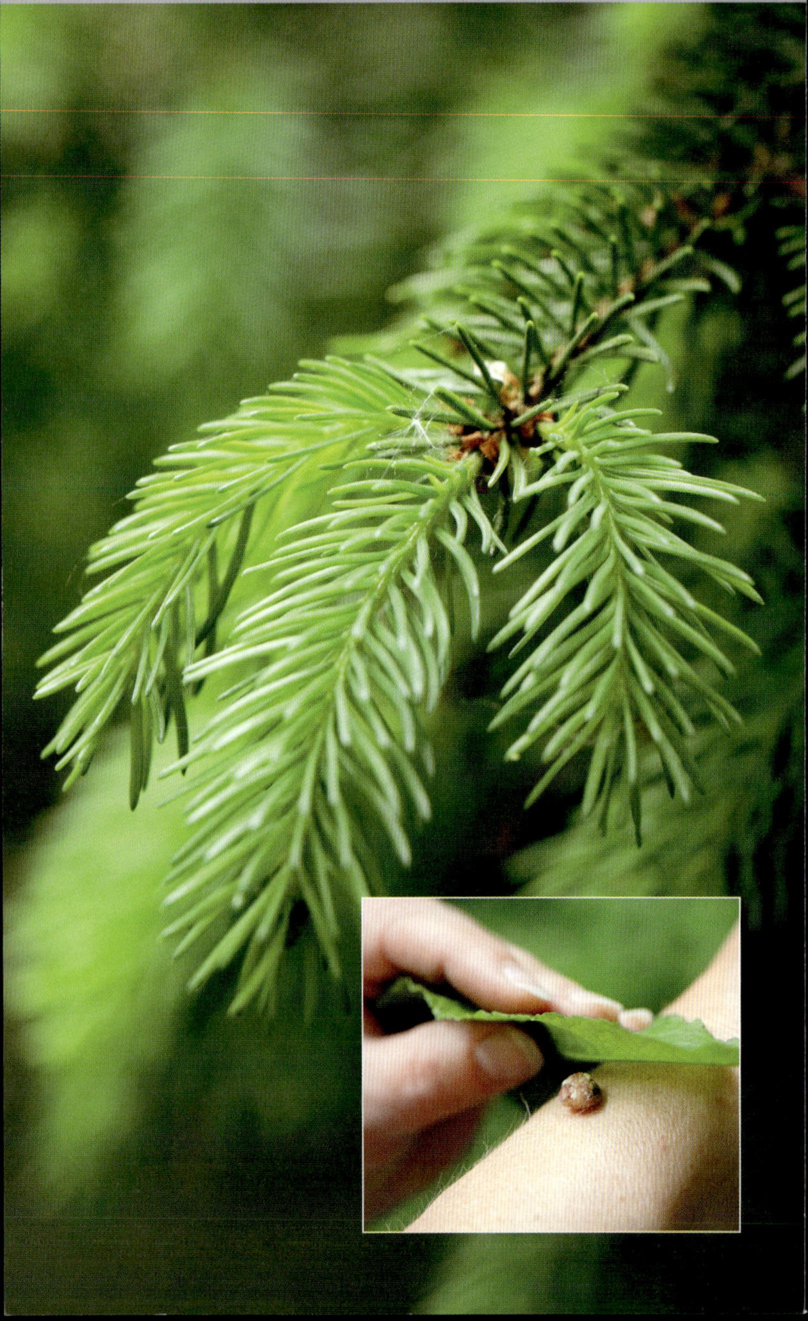

Darf ich vorstellen?

SO HEISST SIE: Rot-F., *Picea abies*

SO SIEHT SIE AUS: bis zu 60 m hoher Baum; **Rinde:** rötlich glatt, im Alter graubraun, schuppig; **Nadeln:** 4-kantig, spitz, glänzend grün (erneuern sich alle 7 Jahre); **Blüte:** weiblich: rötliche, kleine Kerzen; männlich: rot bis grüne Zapfen

SIE BLÜHT VON: April–Mai

HIER WÄCHST SIE: ursprünglich: Mittelgebirge, Bergwälder (bis 2000 m)

KANN VERWECHSELT WERDEN MIT: Tanne, Douglasie, ungefährlich

Wann was sammeln?

Das Fichtenharz kann zu jeder Zeit gesammelt werden. Für die hier beschriebenen Verwendungen nehmen Sie am besten frisches, d. h. weiches und klebriges Harz.

Schnelle Hilfe …

- BEI SPLITTERN IN DER HAUT: Geben Sie ein Stückchen Harz auf die Stelle und fixieren diese. Fichten haben oft Wunden, die der Baum mit seinem Harz verschließt. Achten Sie beim Ernten des Harzes darauf, die Wunde des Baums nicht erneut zu öffnen, entfernen Sie also nur ein klein wenig und nur ganz oberflächig.
- BEI ENTZÜNDLICHEN WUNDEN: Wenn sich um eine Wunde ein roter Wundrand gebildet hat oder sie leicht eitrig ist, können Sie diese ebenfalls mit Fichtenharz behandeln.
- KRAFTNAHRUNG UNTERWEGS: Pfarrer Kneipp empfahl, zur Anregung und Kräftigung des Körpers eine erbsengroße Harzkugel zu lutschen.

Da hilft sie noch

ALS HEILMITTEL INNERLICH: kräftigend; Nadeln: schweißtreibend, Erkältungen.

ALS HEILMITTEL ÄUSSERLICH: nervenstärkend, entspannend, Erkältung, Rheuma, Hautleiden.

LECKER

Eine feine Süßigkeit erhalten Sie, wenn Sie die weiblichen Zapfen im April und Mai rösten.

Frauenmantel

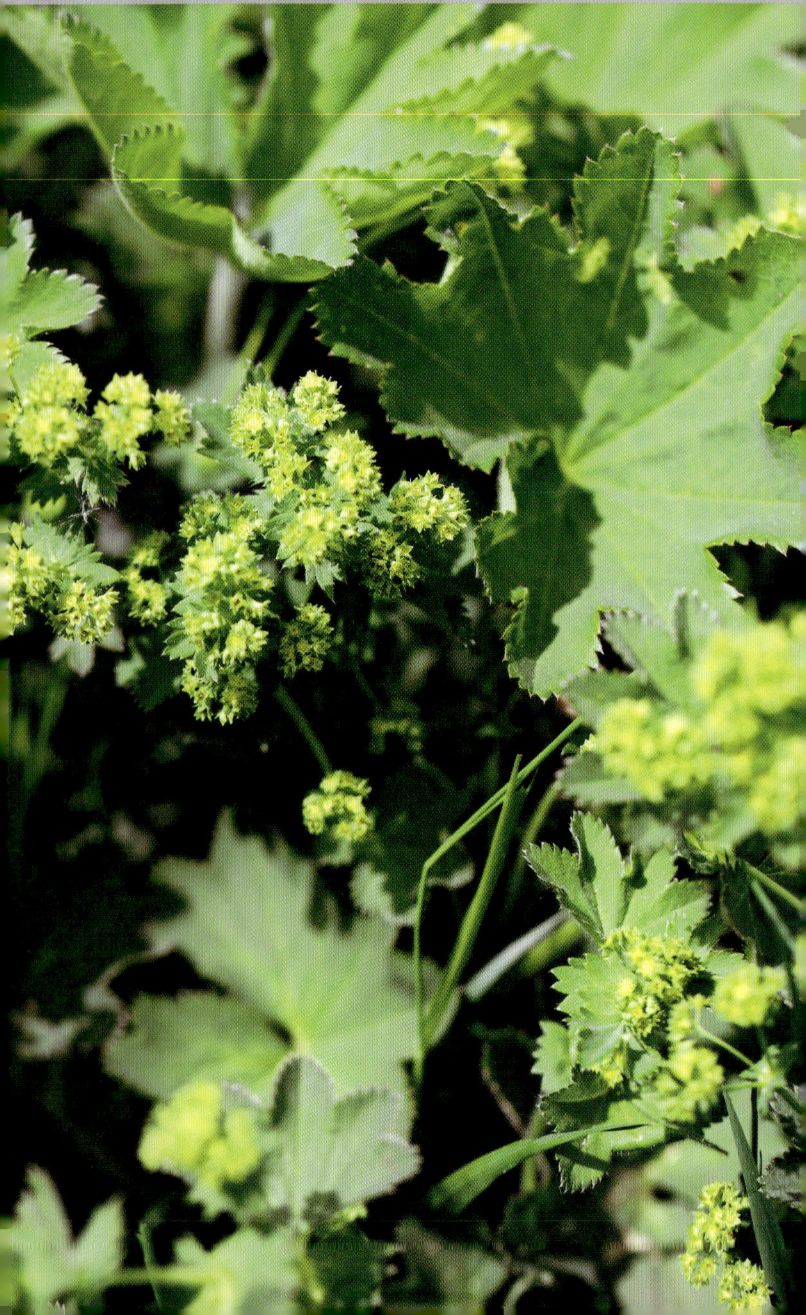

Darf ich vorstellen?

SO HEISST ER: *Alchemilla xanthochlora*

SO SIEHT ER AUS: 10–50 cm große Staude, **Blätter:** lang gestielt, behaart, 9–13-lappig, Abschnitte gezähnt; **Blüte:** ohne Kronblätter, 3–5 mm, gelblich grün in lockeren Knäueln

ER BLÜHT VON: Mai–August

HIER WÄCHST ER: Wiesen, Hänge, Wald- und Grabenränder, auf trockenem, humosem Lehmboden

KANN VERWECHSELT WERDEN MIT: -

Wann was sammeln?

Am besten sammeln Sie die Blätter von Mai bis September. Sie sind allerdings schon ab März und bis in den November hinein jung zu finden und können in diesen Zeiträumen natürlich auch genutzt werden.

Schnelle Hilfe ...

- BEI WUNDEN: Zerreiben oder zerkauen Sie die Blätter und geben Sie sie auf die betreffende Stelle.
- BEI NASENBLUTEN: Die gut zerriebenen Blätter können Sie in die Nase geben. Am besten pressen Sie dabei so viel Saft aus den Blättern wie möglich und schnupfen diesen vorsichtig hoch.

Da hilft er noch

ALS HEILMITTEL INNERLICH: Regel-, Magen-, Unterleibsschmerzen, Unfruchtbarkeit.

ALS HEILMITTEL ÄUSSERLICH: Pilzinfektionen, Augenentzündungen, Ekzeme, siehe auch Breiumschläge auf Seite 21.

LECKER

Die jungen Blätter sind eine erfrischende Ergänzung im Salat und gut geeignet als Essiggurkengewürz.

Gundermann

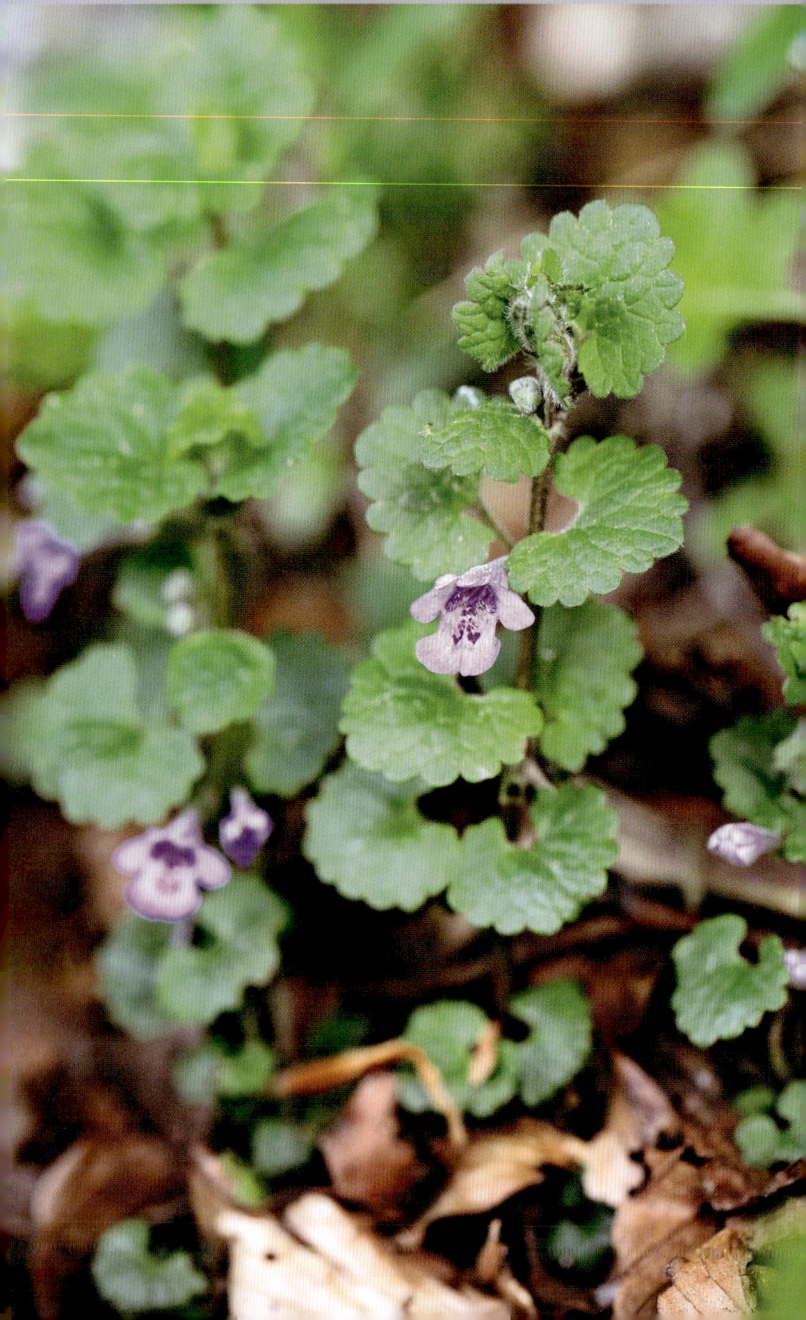

Darf ich vorstellen?

SO HEISST ER: *Glechoma hederacea*
SO SIEHT ER AUS: 15–40 cm lange, kriechende Staude; **Stängel:** vierkantig, an den Knoten wurzelnd; **Blätter:** nierenförmig, behaart, gekerbt; **Blüten:** 15–20 mm, blauviolett, in Scheinquirlen angeordnet
ER BLÜHT VON: April–Juli
HIER WÄCHST ER: Hecken, unter Büschen, schattige kurze Wiesen
KANN VERWECHSELT WERDEN MIT: im jungen Stadium mit Günsel und Ehrenpreis, ungefährlich

Wann was sammeln?

Die Blätter können Sie über einen langen Zeitraum sammeln. Sobald der Schnee geschmolzen ist, fängt die Pflanze an zu treiben und ist bis zum ersten Schneefall verfügbar. Die Wirkstoffkonzentration ist zwischen April und Oktober am höchsten.

Schnelle Hilfe ...

- **BEI WUNDEN:** Legen Sie die zerkauten oder zerriebenen Blätter auf die Wunde. Neben seiner blutstillenden und heilenden Eigenschaften hilft er auch hervorragend bei entzündeten, eitrigen Verletzungen – das althochdeutsche Wort für „Eiter" ist „Gund".
- **BEI HOLZSPLITTERN:** Legen Sie die zerkauten oder zerriebenen Blätter auf die Stelle, wo der Holzsplitter in die Haut gedrungen ist. Nach kurzer Einwirkzeit lässt er sich ganz einfach herausziehen.
- **BEI ERSCHÖPFUNG:** Die Blätter schmecken anregend und belebend, insbesondere bei langen Wanderungen.

Da hilft er noch

ALS HEILMITTEL INNERLICH: Schwermetallentgiftung, Erkältungen, Verdauungsprobleme, Gicht, herzstärkend.
ALS HEILMITTEL ÄUSSERLICH: Verbrennungen, Geschwüre, Zahnweh, Hämorrhoiden.

LECKER

Wenn Sie die Gundermannblätter schokolieren, haben Sie ein „Pflanzen-After-Eight".

Schnell gemacht: Breiumschläge

Nach den in diesem Buch beschriebenen Frischkrautauflagen sind die Breiumschläge der schnellste und einfachste Weg, die Heilkraft der Pflanzen zu nutzen.
Da haben wir …

Ruprechtskraut (Seite 66)

- **Fieberumschlag**

Zerstoßen Sie das frische Kraut mit einem Schuss Essig und fügen etwas Salz hinzu. Den Pflanzenbrei nun in ein Tuch geben, an der Fußsohle fixieren und für 20–30 Minuten dort belassen. Die Anwendung kann mehrmals täglich erfolgen.

Beinwell (Seite 44)

- **Verletzungen des Bewegungsapparats** (Sehnenriss, Zerrung, Sehnenscheiden- und Schleimbeutelentzündung, Knochenhautreizung, Arthritis)
- **Narbenrückbildung, Narbenschmerzen**
- **Geschwüre, Nagelbettentzündung, Neurodermitis**

Die Wurzel, möglichst im Frühjahr ausgraben, reinigen und zu einem Brei verarbeiten. Diesen auf die betroffenen Stellen geben und fixieren. Den Breiumschlag 1-mal täglich wechseln.
Bei der Ernte darauf achten, dass der Pflanze genug Wurzelmasse bleibt!

Weiße Taubnessel (Seite 36)

- **Gelenkschmerzen & Gichtschmerzen**

Zerstoßen Sie das frische Kraut mit etwas Essig und Salz zu einem Brei. Diesen geben Sie auf die betroffenen Stellen und fixieren ihn dort für ca. 30 Minuten. Die Anwendung kann mehrmals täglich erfolgen.

Frauenmantel (Seite 16)

- **Unreine, großporige Haut**

Legen Sie gequetschte Frauenmantelblätter wie eine Gesichtsmaske an. Frauenmantel strafft und reinigt die Haut. Die Anwendung nur 1-mal täglich für ca. 20 Minuten durchführen.

Nelkenwurz (Seite 26)

- **Frostbeulen**

Zerkleinern und quetschen Sie dazu die frische Wurzel oder das junge Kraut. Falls Sie getrocknete Wurzeln zur Hand haben oder sich schon einen Vorrat davon zugelegt haben, können Sie diese auch pulverisieren. Nun das Pflanzenmaterial mit etwas Wasser zu einem Brei anrühren, auf die betroffenen Stellen geben und dort für ca. 30 Minuten fixieren. Die Anwendung kann mehrmals täglich erfolgen.

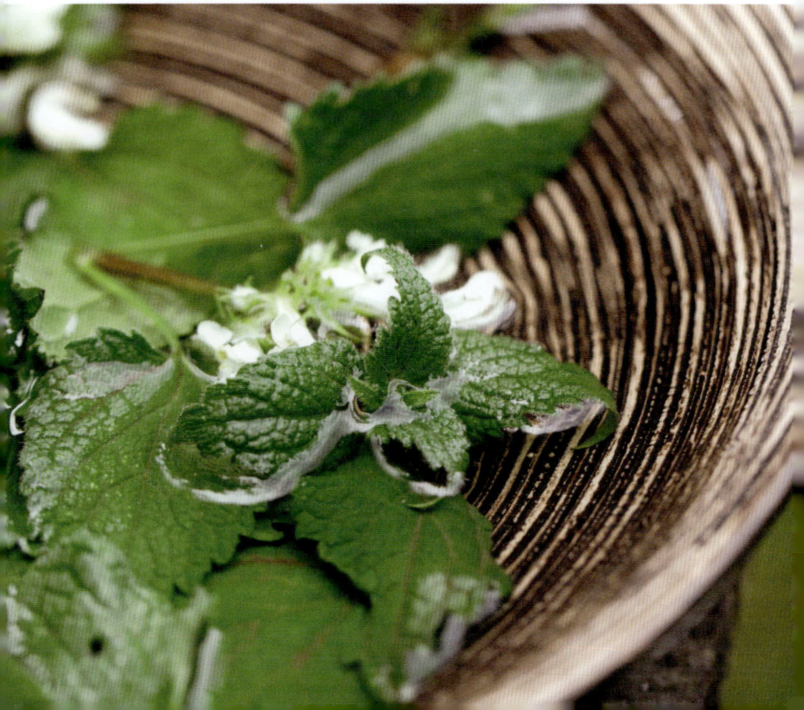

Klee

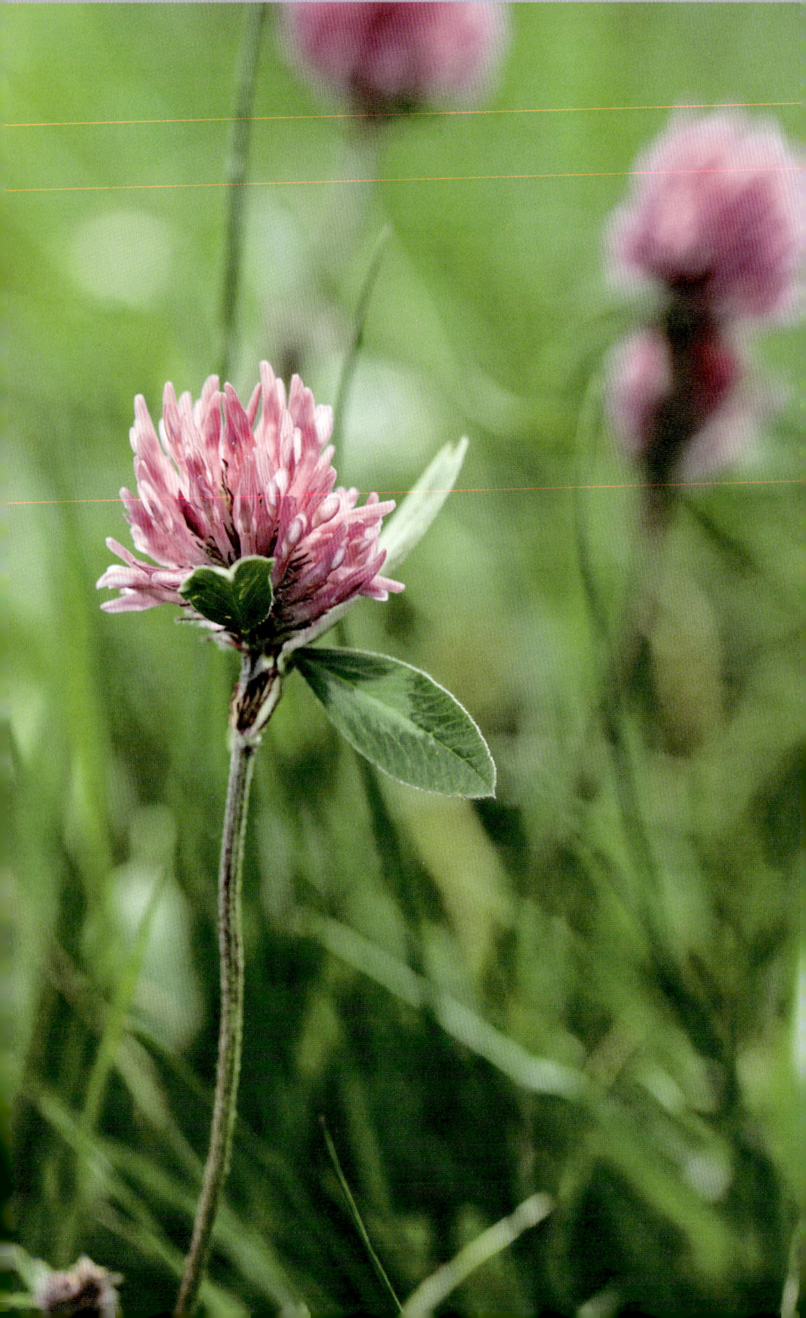

Darf ich vorstellen?

SO HEISST ER: Rot-K., *Trifolium pratense*
SO SIEHT ER AUS: 15–30 cm große Staude;
Blätter: oft mit weißen Flecken, Nebenblätter zugespitzt; **Blüte:** 15–18 mm, rot, rosa, weiß, dicht kugelig angeordnet
ER BLÜHT VON: Mai–September
HIER WÄCHST ER: Fettwiesen, Weiden, Nass- und Moorwiesen
KANN VERWECHSELT WERDEN MIT: anderen Kleearten, ungefährlich

Wann was sammeln?

Die Blüten können Sie zwischen Mai und September sammeln, manchmal blühen einzelne Pflanzen auch schon früher und andere etwas länger.

Schnelle Hilfe ...

- **BEI INSEKTENSTICHEN:** Legen Sie zerriebene oder zerkaute Blüten auf den Stich, und der Juckreiz wird bald nachlassen.
- **KRAFTNAHRUNG UNTERWEGS:** Die nektarreichen Blüten versüßen manche Wanderung.

Da hilft er noch

ALS HEILMITTEL INNERLICH: blutreinigend, entzündungshemmend, harntreibend, Erkältungen, bei Regelschmerzen und Problemen in den Wechseljahren.
ALS HEILMITTEL ÄUSSERLICH: Geschwüre, Schwellungen, Lymphdrüsenschwellungen, Rheumaschmerzen.

LECKER

Die Blüten sind eine süßliche und schöne Deko für Salate und Speisen aller Art.

Malve

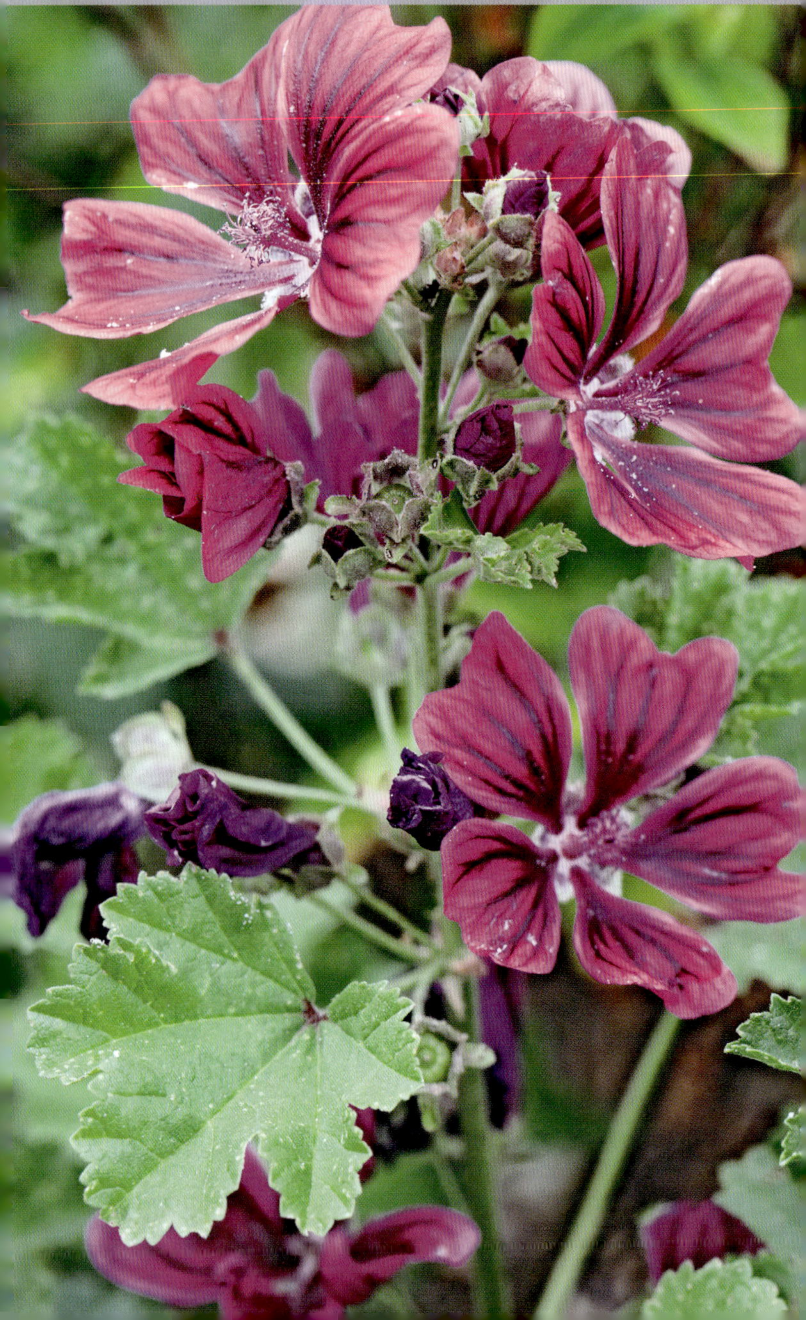

Darf ich vorstellen?

SO HEISST SIE: Wilde M., *Malva silvestris*
SO SIEHT SIE AUS: 25–100 cm große Staude, manchmal nur zweijährig; **Blätter:** handförmig geteilt, dunkel gefleckt; **Blüte:** 25–40 mm, hell oder dunkelpurpur mit dunklen Streifen
SIE BLÜHT VON: Juni–Oktober
HIER WÄCHST SIE: Wege, Mauern, Schuttplätze, Unkrautgemeinschaften
KANN VERWECHSELT WERDEN MIT: anderen Malven, ungefährlich (kann man gleichwertig nutzen)

Wann was sammeln?

Sie können im Prinzip die ganze Pflanze verwenden. Die Wurzel im Frühling oder Herbst, die Blätter von Mai bis Oktober und die Knospen von Mai bis September. Für die schnelle Hilfe eignet sich am besten die Wurzel, dann die Blätter und als Drittes die Knospen.

Schnelle Hilfe ...

- **BEI INSEKTENSTICHEN:** Pflanzenteile zerreiben oder noch besser zerkauen – Sie werden merken, dass der Brei recht schleimig wird – und auf den Stich geben.
- **BEI SONNENBRAND:** Hier verfahren Sie genauso wie beim Insektenstich.
- **BEI ERKÄLTUNGEN:** Die Pflanze enthält in allen Teilen so viele Schleimstoffe, dass Sie sowohl Blätter, Blüten, unreife und reife Samen nutzen können. Einfach langsam zerkauen.

Da hilft sie noch

ALS HEILMITTEL INNERLICH: Magen-Darm-Schleimhautentzündungen, Erkältungen, Sodbrennen, harntreibend.
ALS HEILMITTEL ÄUSSERLICH: entzündete, müde Augen, Ekzeme, Hämorrhoiden.

LECKER

Die Blüten können Sie auch als essbare Dekoration verwenden und die Knospen zu einem schmackhaften Wildgemüse anbraten.

Nelkenwurz

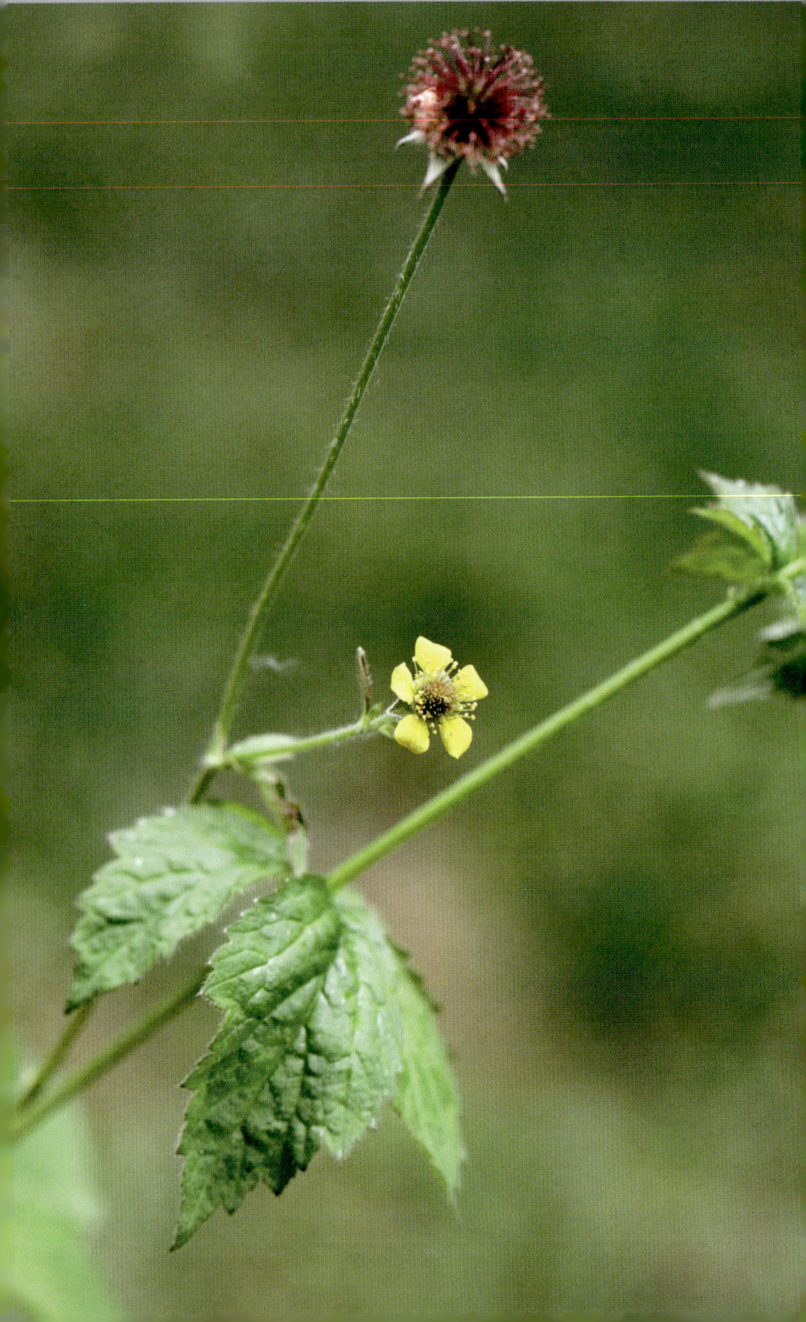

Darf ich vorstellen?

SO HEISST SIE: Echte N., *Geum urbanum*
SO SIEHT SIE AUS: 25–70 cm hohe behaarte Staude; **Blätter:** gefiedert, oben 3-zählig, Nebenblätter laubähnlich; **Blüte:** 8–15 mm, gelb
SIE BLÜHT VON: Mai–September
HIER WÄCHST SIE: Wegränder, Gebüsche, Auwälder
KANN VERWECHSELT WERDEN MIT: Fingerkräutern, Blätter: Odermennig, ungefährlich

Wann was sammeln?

Ab März erscheinen die Blätter und können bis in den Herbst hinein genutzt werden. Die Wurzel der Nelkenwurz können Sie ebenfalls in diesem Zeitraum graben.

Schnelle Hilfe ...

- **BEI WUNDEN:** Die Blätter zerreiben oder zerkauen und zum Blutstillen auf die Wunde geben.
- **BEI MUNDGERUCH:** Die gereinigte Wurzel langsam zerkauen. Mit ihrem starken Nelkengeruch hemmt sie den Mundgeruch und wirkt desinfizierend.
- **BEI ZAHNSCHMERZEN:** Die gereinigte und leicht zerkaute Wurzel ist ähnlich der Gewürznelke leicht betäubend und wird an dem betroffenen Zahn deponiert

Da hilft sie noch

ALS HEILMITTEL INNERLICH: leitet Schwermetalle aus, schmerzlindernd, antiseptisch, Magen-Darm-Erkrankungen, entkrampfend.
ALS HEILMITTEL ÄUSSERLICH: siehe dazu Breiumschläge auf Seite 21.

LECKER

Die Wurzel können Sie als Gewürznelkenersatz verwenden.

Pestwurz

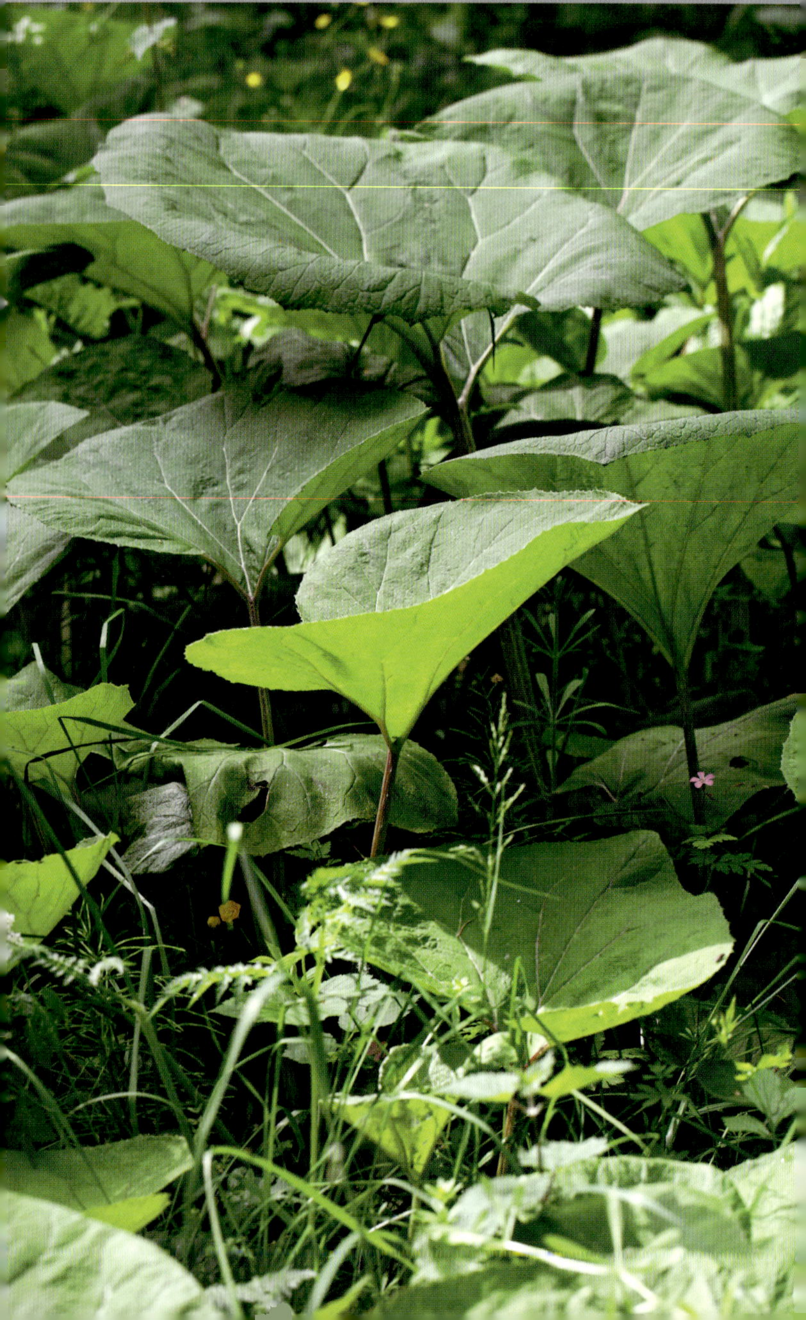

Darf ich vorstellen?

SO HEISST SIE: *Petasites hybridus*
SO SIEHT SIE AUS: 20–100 cm große behaarte Staude, steht gerne in großen Herden; **Blätter:** lang gestielt, groß, Unterseite weißfilzig; **Blüte:** blasspurpur, Scheibenblüten
SIE BLÜHT VON: März–Mai
HIER WÄCHST SIE: Flüsse, Bäche, Auwälder, feuchte Fluren
KANN VERWECHSELT WERDEN MIT: weiße Pestwurz, Blätter: Huflattich, ungefährlich

Wann was sammeln?

Die Blätter der Pestwurz erscheinen erst nach ihrer Blüte. Sie können Sie von Mai bis in den September hinein sammeln. Als Regenhaube sogar noch etwas länger.

Schnelle Hilfe ...

- **BEI SCHMERZENDEN, WUNDEN FÜSSEN:** Stoßen sie Blätter leicht an und legen diese auf die betroffenen Stellen am Fuß.
- **„ERKÄLTUNGSVORBEUGEND“:** Die Blätter der Pestwurz sind so groß, dass man sie leicht als Regenhaube tragen kann. Falls Sie von einem Gewitter überrascht werden, bleiben dann zumindest die Haare trocken und Sie vermeiden vielleicht eine Erkältung.

Da hilft sie noch

ALS HEILMITTEL INNERLICH: Migräne, Verschleimung, Erkältung, entkrampfend, schweiß- und harntreibend, regt die Periode an (nicht während der Schwangerschaft einnehmen).
ALS HEILMITTEL ÄUSSERLICH: (brennende) Hautirritationen.

Rose

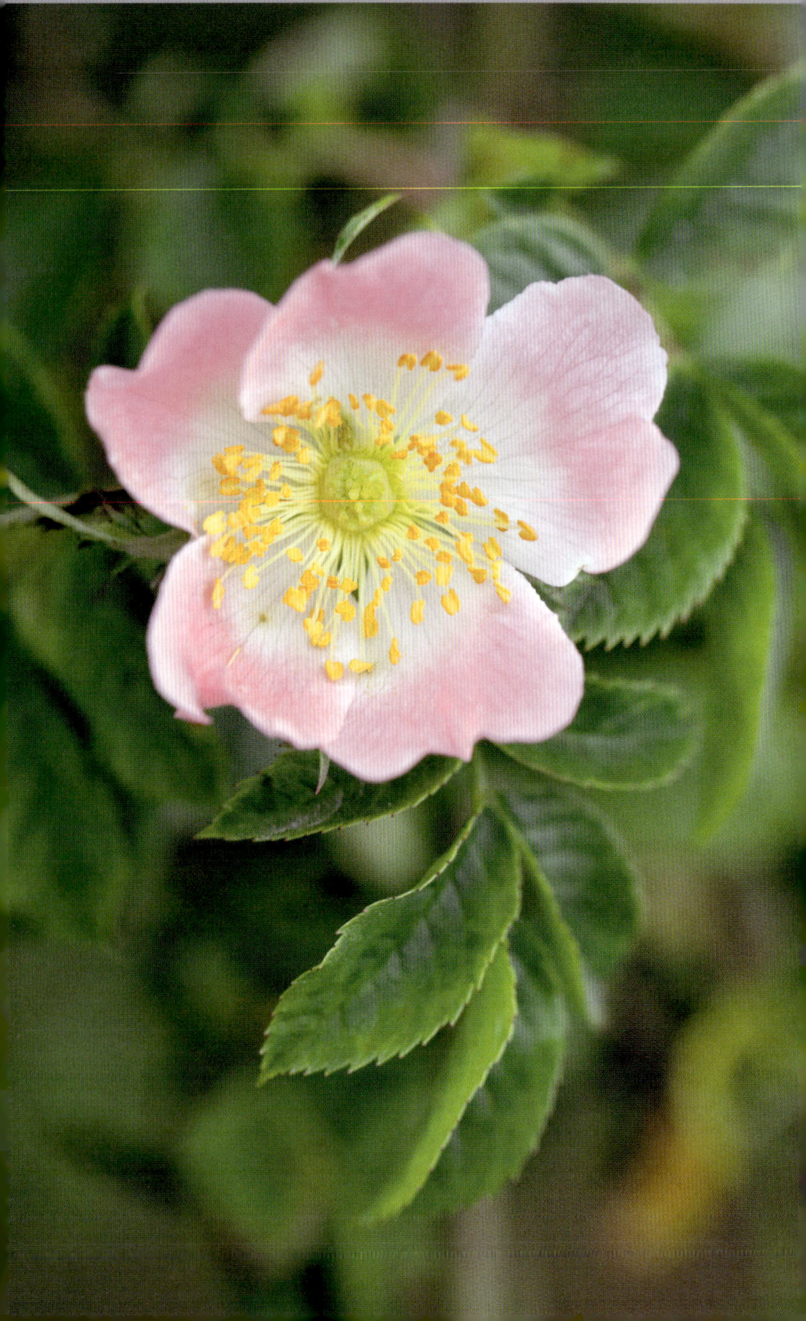

Darf ich vorstellen?

SO HEISST SIE: Hunds-R., *Rosa canina*

SO SIEHT SIE AUS: 150–200 cm großer Strauch mit gekrümmten Stacheln; **Blätter:** 2–3-fach gefiedert, gezähnt; **Blüte:** 40–50 mm, rosa, selten weiß; **Frucht:** rote Butte

SIE BLÜHT VON: Juni–Juli

HIER WÄCHST SIE: Hecken, Wald- und Wegränder, lichte Laub- und Nadelwälder

KANN VERWECHSELT WERDEN MIT: anderen Wildrosen, ungefährlich

Wann was sammeln?

Bei der Rose sind es die Blüten, die uns schnelle Hilfe leisten. Sie können die Blüten meist zwischen Juni und Juli sammeln. Wenn in Ihrem Garten Rosen wachsen, können Sie auch deren Blüten nutzen.

Schnelle Hilfe …

- **BEI MÜDEN GESCHWOLLENEN AUGEN:** Die Blütenblätter leicht anstoßen und dann auf die Augen legen.
- **BEI KLEINEN BRANDWUNDEN:** Blütenblätter leicht anstoßen oder vorsichtig ankauen und auf die betroffene Stelle geben.
- **BEI WUNDEN:** Hier können Sie genauso verfahren wie bei den kleinen Brandwunden.

Da hilft sie noch

ALS HEILMITTEL INNERLICH: abwehrsteigernd, stoffwechselanregend, Blasen-Nieren-Leiden, entzündungshemmend, entkrampfend, beruhigend.

ALS HEILMITTEL ÄUSSERLICH: Hautleiden, beruhigend.

LECKER

Das Hagebuttenmark ist zwar mühsam herzustellen, ist aber eine große Delikatesse. Die Blüten können Sie als essbare Dekoration verwenden.

Schafgarbe

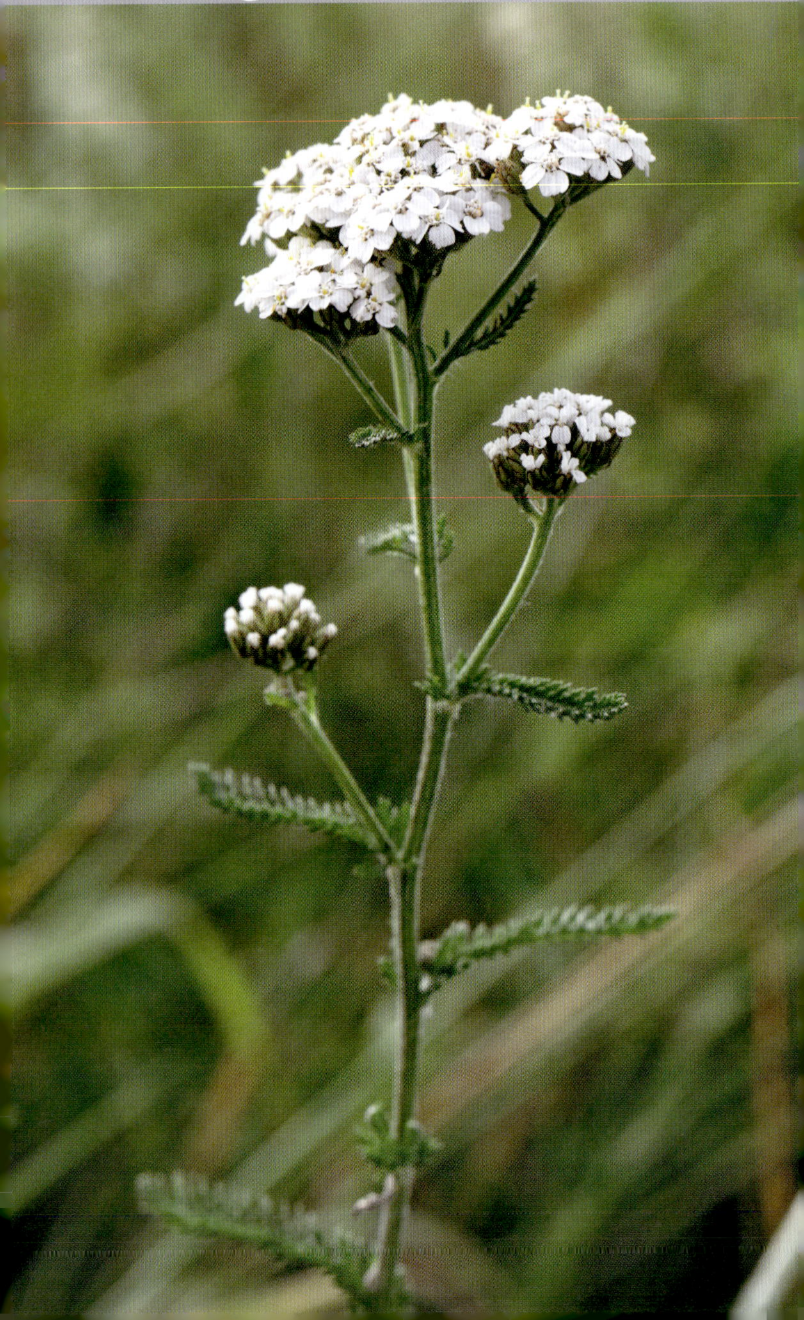

Darf ich vorstellen?

SO HEISST SIE: Wiesen-S., *Achillea millefolium*

SO SIEHT SIE AUS: 20–40 cm (gelegentlich bis 70 cm) hohe Staude; **Blätter:** fiedrig (im Frühjahr Blattrosette); **Stängel:** zäh, unverzweigt; **Blüten:** in Scheindoldenform angeordnete weiße Körbchen

SIE BLÜHT VON: Juni–September

HIER WÄCHST SIE: Wiesen, Weg- und Feldränder, keine besonderen Bodenansprüche

KANN VERWECHSELT WERDEN MIT: –

Wann was sammeln?

Sie können bereits ab Anfang April die ganz jungen Blättchen verwenden und dann bis in den September die gesamte Pflanze.

Schnelle Hilfe ...

- **BEI WUNDEN:** Blätter oder Kraut zerkauen oder zerreiben und auf die Wunde geben. Die Blutung hört dann sehr schnell auf, und die Wundheilung beginnt.
- **BEI NASENBLUTEN:** Stopfen Sie sich das zerkaute Kraut in die Nase und legt den Kopf ein wenig in den Nacken, sodass der Pflanzensaft in Richtung Nasenwurzel gelangt.
- **BEI ZAHNSCHMERZEN:** Kauen Sie langsam Blätter und Blüten der Pflanze an der Stelle des betroffenen Zahns.

Da hilft sie noch

ALS HEILMITTEL INNERLICH: Magenleiden, Regelschmerzen, entkrampfend, entblähend, galleanregend.

ALS HEILMITTEL ÄUSSERLICH: Geschwüre, Fisteln, Unterleibsschmerzen, Pilzinfektionen, Hämorrhoiden, Stärkung der Venenwände.

LECKER

Blüten und Blätter sind eine aromatisch-herbe Würze.

Spitz-Wegerich

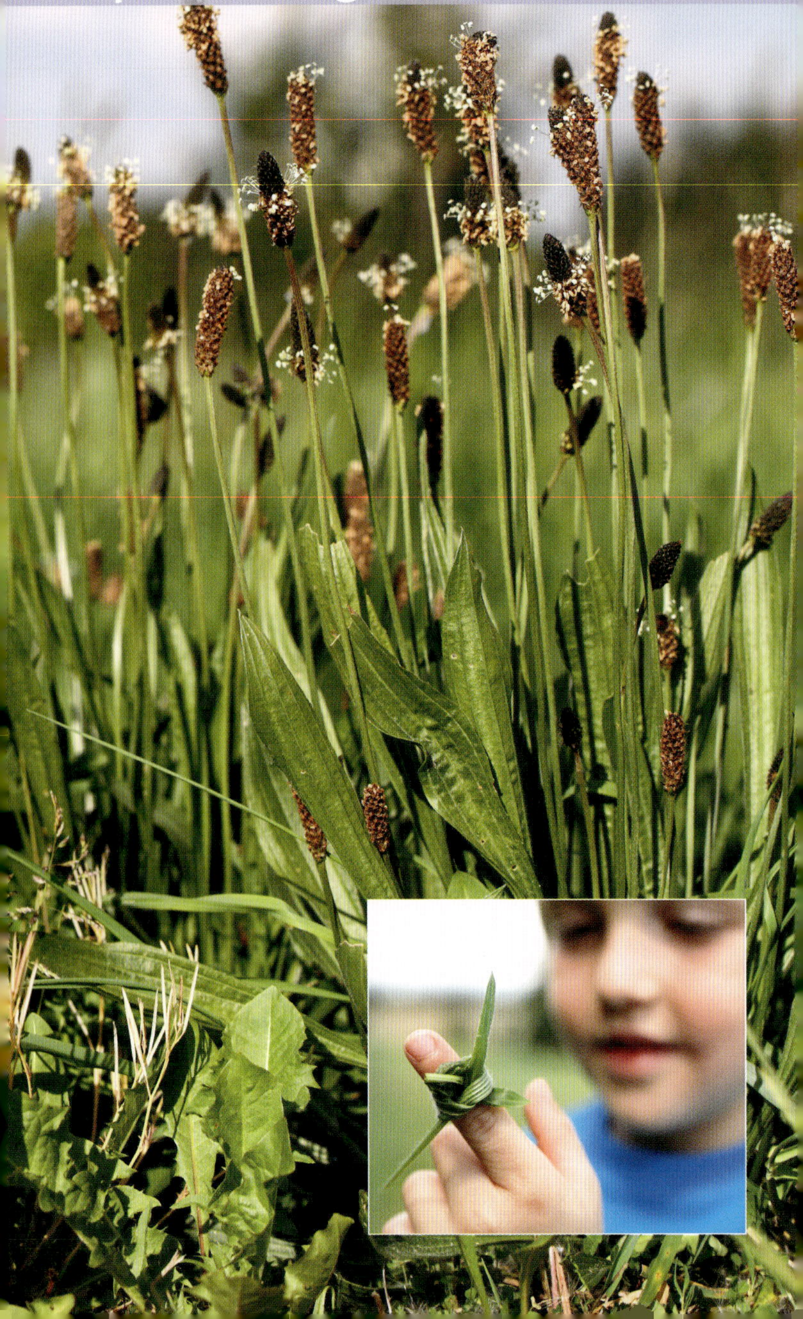

Darf ich vorstellen?

SO HEISST ER: *Plantago lanceolata*
SO SIEHT ER AUS: 5–50 cm große Staude, behaart bis fast kahl; **Blätter:** lanzettlich, Nerven deutlich hervortretend; **Blüte:** 4 mm lang, bräunlich mit weißen Antheren in schwärzlich kurzen Ähren, Ährenstiel lang und gefurcht
ER BLÜHT VON: Mai–Oktober
HIER WÄCHST ER: Wegränder, Fettwiesen, Weiden
KANN VERWECHSELT WERDEN MIT: anderen Wegericharten, ungefährlich (kann man gleichwertig nutzen)

Wann was sammeln?

Der Spitz-Wegerich steht sehr lange zur Verfügung. Seine Blattrosette überwintert, sodass man die Blätter das ganze Jahr über sammeln kann. Die Wirkstoffkonzentration ist aber in der schneefreien Zeit zwischen April und Oktober am höchsten.

Schnelle Hilfe …

- **BEI INSEKTENSTICHEN:** Der Spitz-Wegerich wirkt außerordentlich bei Insektenstichen jeder Art. Legen Sie die zerquetschten oder zerkauten Blätter direkt auf die Stichstelle. Der Juckreiz hört auf, und die Schwellung fällt viel schwächer aus.
- **BEI WUNDEN:** Auch bei Schnitten, Stichverletzungen, Schürfwunden oder wundgelaufenen Füßen ist der Spitz-Wegerich ein tolles Wundheilmittel. Dazu die Blätter wie bei den Insektenstichen zerkauen oder zerreiben und auflegen.

Da hilft er noch

ALS HEILMITTEL INNERLICH: Husten, blutreinigend, immunstimulierend, entzündungshemmend, bei Verdauungsstörungen, Blasenleiden.
ALS HEILMITTEL ÄUSSERLICH: Sonnenbrand, Neurodermitis, Zugpflaster, schmerzlindernd, bei wundgelaufene Füße, Hautentzündungen.

LECKER

Der Spitz-Wegerich ist ein hervorragendes Wildgemüse mit Champignongeschmack, vor allem in den Knospen.

Taubnessel

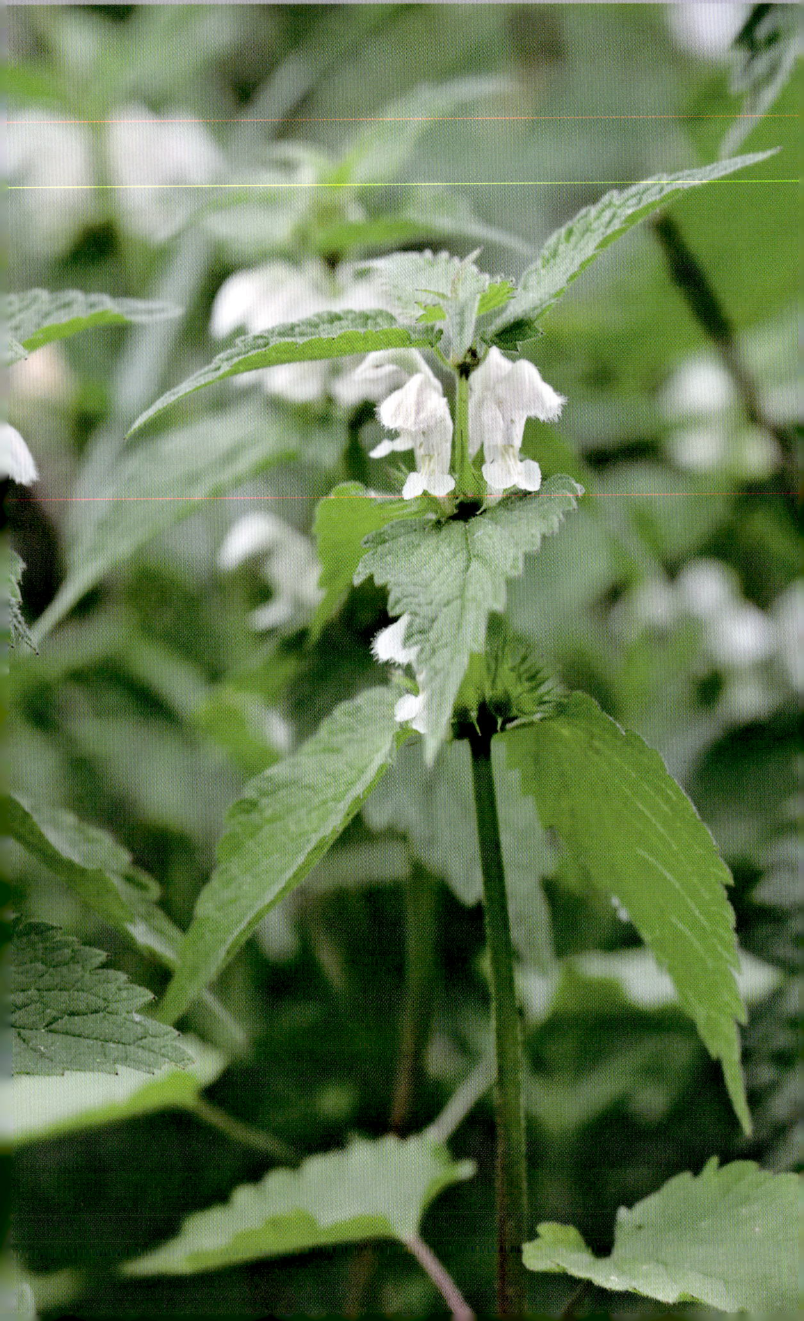

Darf ich vorstellen?

SO HEISST SIE: Weiße T., *Lamium album*
SO SIEHT SIE AUS: 20–60 cm große Staude, rauhaarig; **Blätter:** gestielt, dreieckig eiförmig, gesägt; **Blüte:** 20–30 mm, weiß, Oberlippe kapuzenförmig
SIE BLÜHT VON: April–Oktober
HIER WÄCHST SIE: Wegränder, Gebüsche, Schutt, Gräben
KANN VERWECHSELT WERDEN MIT: vor der Blüte mit anderen Taubnesseln, ungefährlich

Wann was sammeln?

Sie können das Kraut von April bis Oktober verwenden. Es sollte möglichst jung, das Grün der Blätter also hell und leuchtend sein. Die Weiße Taubnessel kann mehrfach im Jahr neu austreiben, vor allem wenn sie zwischendurch geschnitten wird.

Schnelle Hilfe …

- **BEI SCHRAMMEN:** Für diese zwar oberflächlichen, oft aber großflächigen Wunden das Kraut möglichst zerkauen und auf die Verletzung geben.
- **BEI VERBRENNUNGEN:** Zur Behandlung von Verbrennungen verfahren Sie genauso wie bei Schrammen.
- **BEI SPLITTERN IN DER HAUT:** Auch hier möglichst das Kraut zerkauen, auf die betroffene Stelle geben und dort fixieren.

Da hilft sie noch

ALS HEILMITTEL INNERLICH: schleimlösend, entkrampfend, bei Magen-Darm-Beschwerden, Weißfluss, Prostatabeschwerden.
ALS HEILMITTEL ÄUSSERLICH: siehe Breiumschläge auf Seite 20.

LECKER

Die jungen Blätter sind eine sehr leckere Salatbeigabe und die Blüten eine „honigliche" Deko.

Wald-Erdbeere

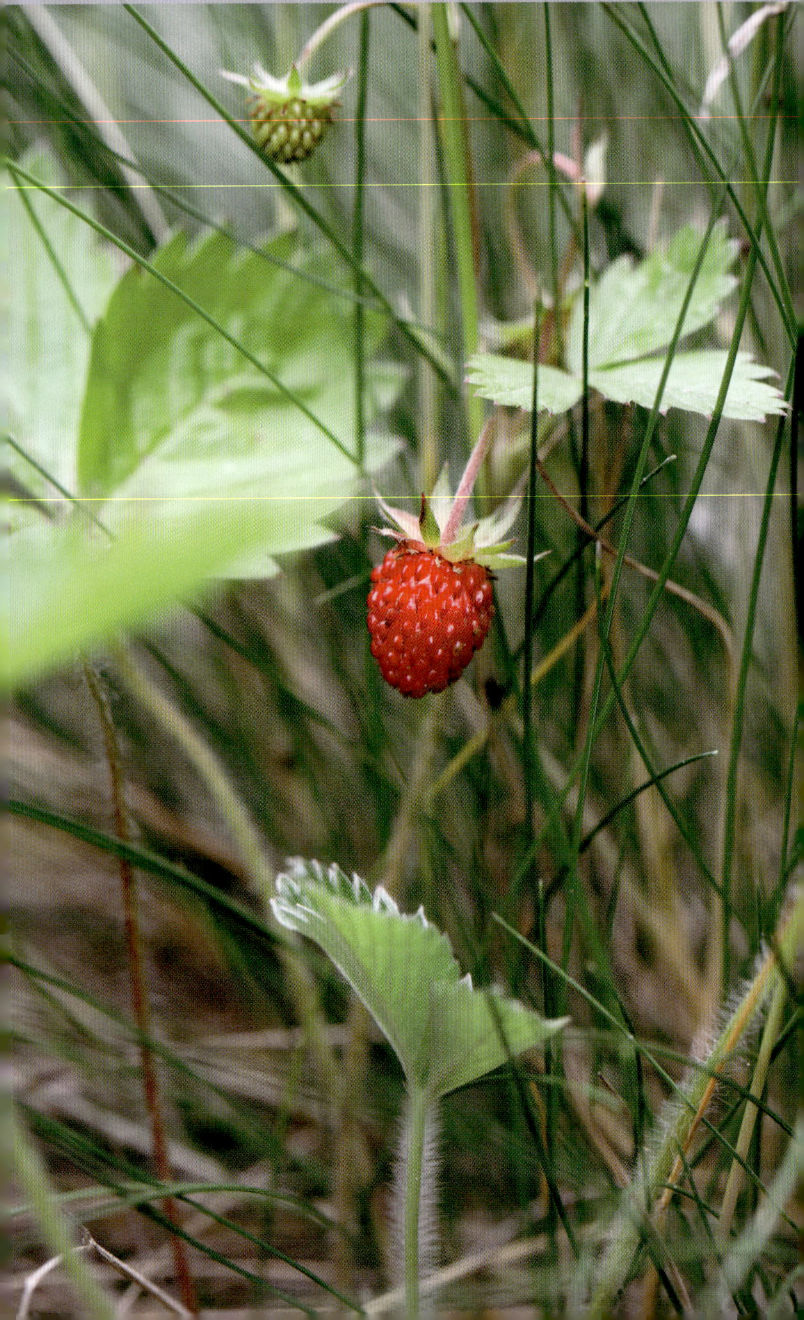

Darf ich vorstellen?

SO HEISST SIE: *Fragaria vesca*
SO SIEHT SIE AUS: 8–15 cm große Staude, bildet Wurzelausläufer; **Blätter**: 3-zahlig gestielt, Unterseite seidenhaarig; **Blüte:** 12–18 mm, weiß
SIE BLÜHT VON: April–Juli
HIER WÄCHST SIE: Waldränder, Böschungen, Kahlschlag, Wegränder
KANN VERWECHSELT WERDEN MIT: –

Wann was sammeln?

Die Beeren reifen meist zwischen Juni und Juli, natürlich können Sie auch später gereifte benutzen.
Die Blätter lassen sich von März bis August, in der Not auch bis in den Oktober hinein verwenden.

Schnelle Hilfe ...

- **BEI SONNENBRAND UND ENTZÜNDUNGEN:** Es mag zwar etwas seltsam anmuten, sich zerquetschte Beeren auf die Haut zu legen, aber sie lindern Sonnenbrände und helfen entzündeten Hautpartien.
- **BEI WUNDEN:** Hier helfen Ihnen die zerkauten oder zerquetschten Blätter als Auflage.
- **SINNESVERWIRRUNG:** Ein recht altes Rezept rät, bei Sinnesstörungen Erdbeerblätter um den Kopf zu binden.

Da hilft sie noch

ALS HEILMITTEL INNERLICH: Magen-Darm-Störung, Schleimhautentzündungen, Menstruationsbeschwerden, Nerventonikum.
ALS HEILMITTEL ÄUSSERLICH: Geschwüre, Hämorrhoiden und Schleimhautentzündungen.

LECKER

Dass die kleinen Wald-Erdbeeren eine echte Delikatesse sind, muss man eigentlich gar nicht erwähnen.

Wenn's innen schmerzt

Gegen Muskelkater, müde Füße, Verstauchungen und auch bei Bauchweh, Zahnschmerzen, Kopfschmerzen helfen neben Beifuß, Gänseblümchen, Hirtentäschel und Vogelmiere noch viele andere Wildpflanzen.

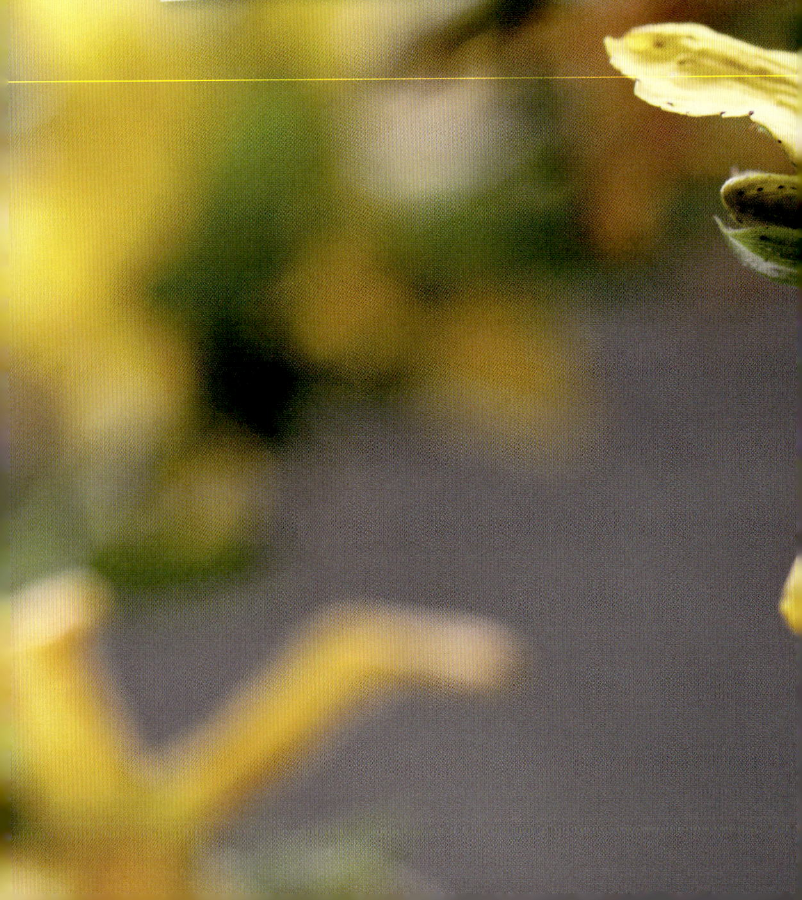

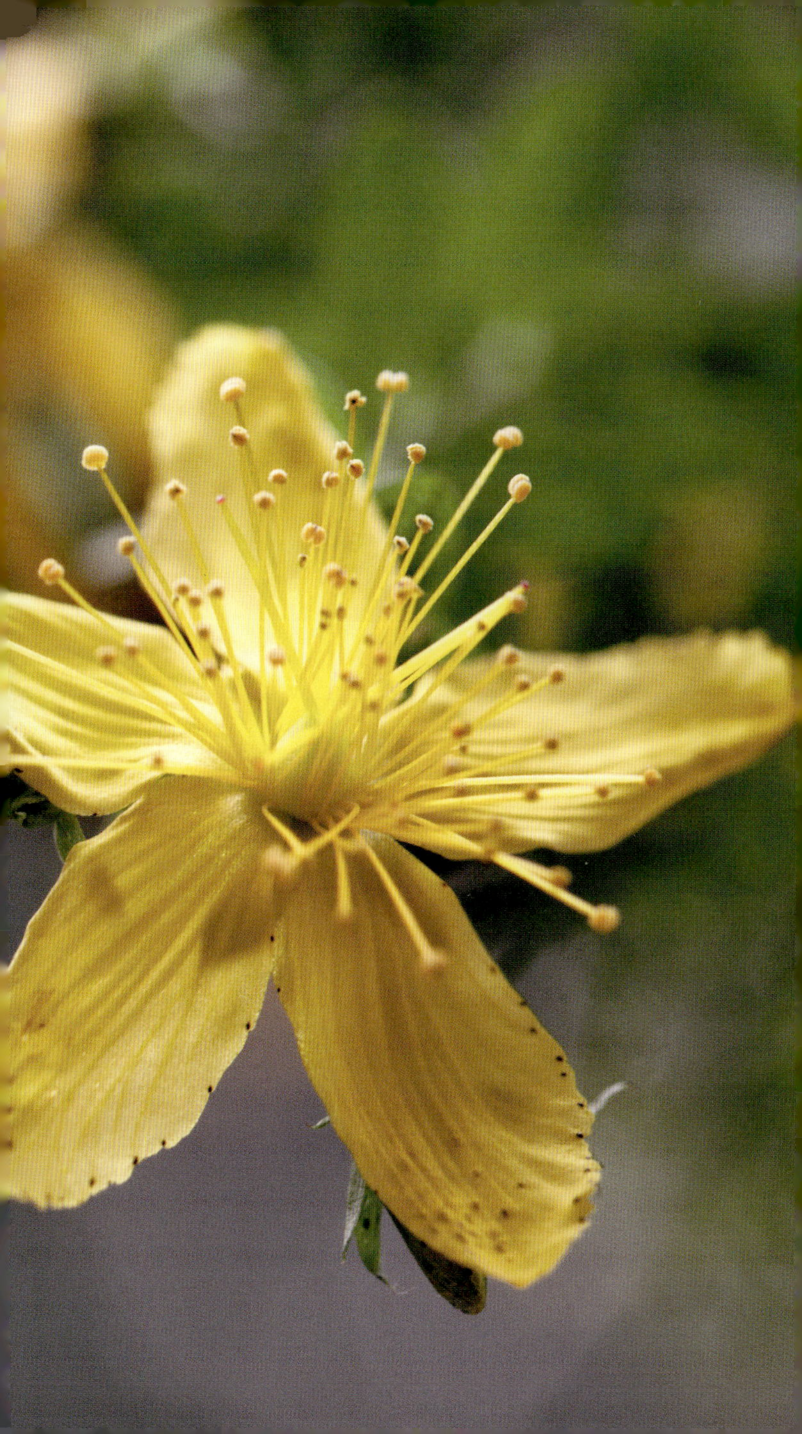

Beifuß

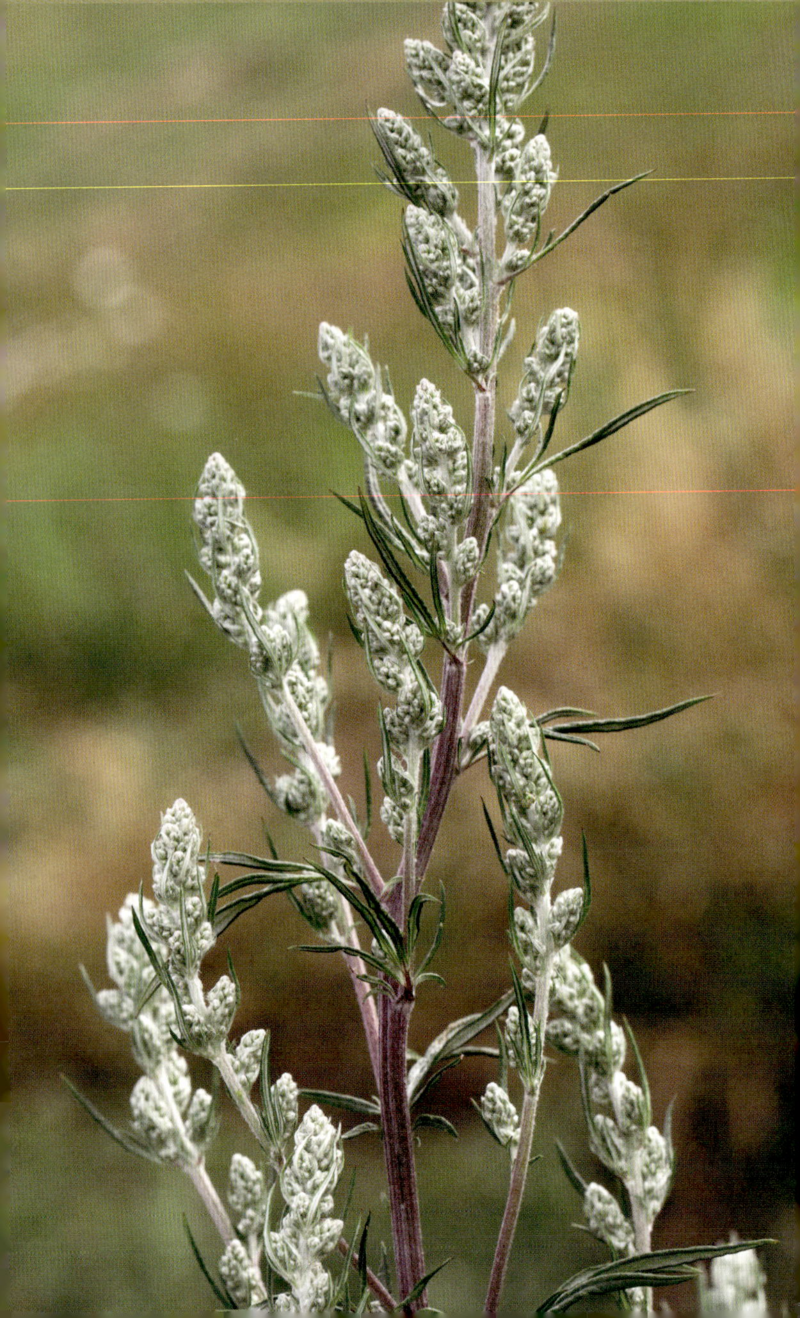

Darf ich vorstellen?

SO HEISST ER: *Artemisia vulgaris*
SO SIEHT ER AUS: 100–150 cm hoch, mehrjährig; **Stängel:** dunkel bis braunrot, fest, mit ausgebreiteten Seitenästen; **Blätter:** einfach oder doppelt gefiedert, spitz zulaufend, oben glatt dunkelgrün, unten weißfilzig; **Blüten:** klein, eiförmig, graufilzige Körbchen mit gelber bis rotbrauner Krone
ER BLÜHT VON: Juli–September
HIER WÄCHST ER: Wegränder, Steinbrüche, Bahndämme, Böschungen
KANN VERWECHSELT WERDEN MIT: verwandten Beifußarten, ungefährlich

Wann was sammeln?

Ab Mai, Juni sind die Blätter des Beifußes meist schon groß genug, um sie als Schuheinlage zu verwenden. Zu diesem Zweck können Sie sie bis Ende September nutzen.

Schnelle Hilfe ...

- **BEI MÜDEN FÜSSEN:** Wenn Ihnen bei langen Wanderungen die Füße zu schmerzen beginnen, können Sie sich Beifußblätter unter die Fußsohle in die Socken legen. Das geht auch vorbeugend zu Beginn einer Wanderung. Die Blätter machen Ihre müden Füße wieder munter.
- **INSEKTENSCHUTZ:** Zur Abwehr von Mücken einfach die Haut mit dem Kraut einreiben.

Da hilft er noch

ALS HEILMITTEL INNERLICH: verdauungsfördernd, entblähend, blutreinigend, entkrampfend, erwärmend, Erkältungen und Regelschmerzen, wehenfördernd (daher nicht während der Schwangerschaft verwenden).
ALS HEILMITTEL ÄUSSERLICH: durchblutungsfördernd, entkrampfend.

LECKER

Beifuß ist ein ausgezeichnetes Bratengewürz, vor allem für die „Fette Gans".

Beinwell

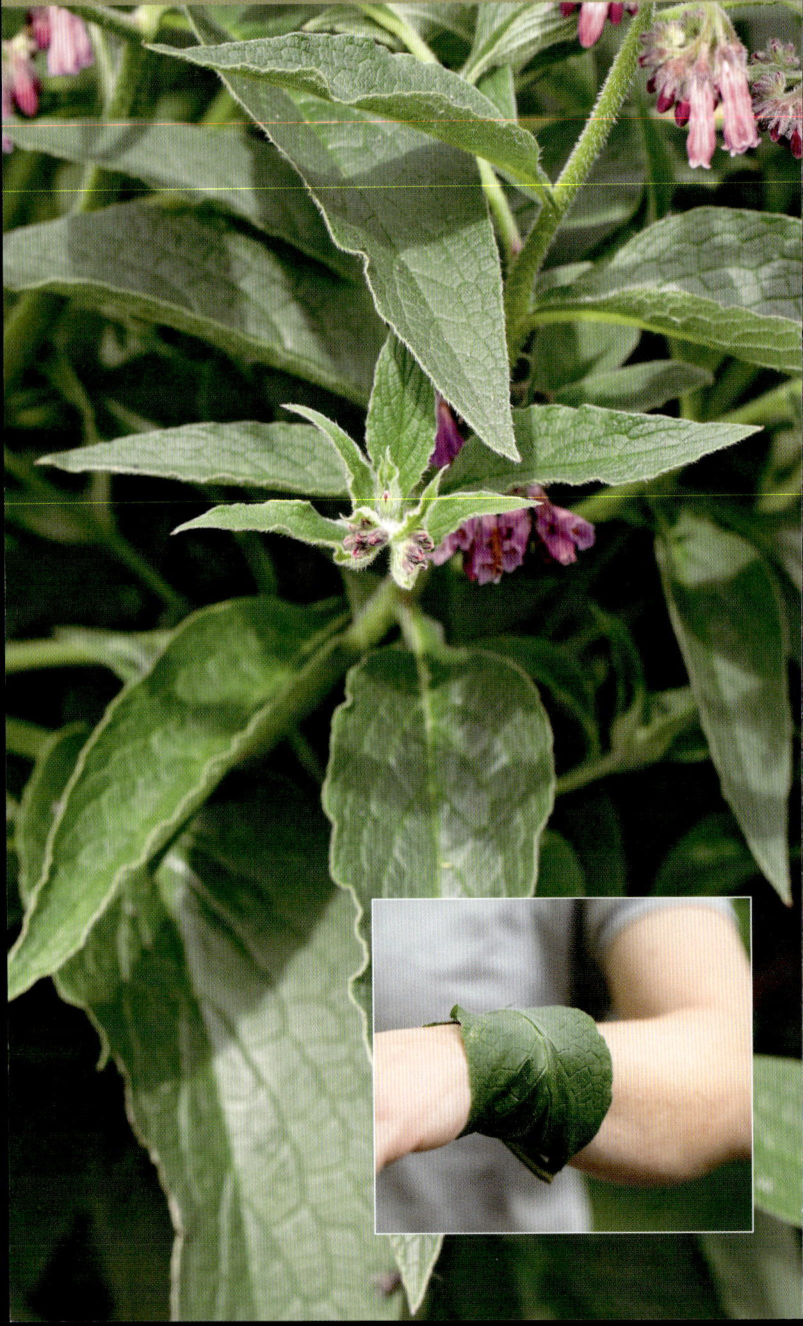

Darf ich vorstellen?

SO HEISST ER: *Symphytum officinale*
SO SIEHT ER AUS: 30–100 cm hohe Staude; **Blätter:** haarig, breit, lanzettlich, bilden an den Blütenstängeln geflügeltes Paar; **Blüte:** 15 mm, rot-violett, gelblich weiß, glockenförmig mit langen Kelchzipfeln
ER BLÜHT VON: Juni–August
HIER WÄCHST ER: Nasswiesen, Au- und Bruchwälder, nährstoffreiche, auch torfige Lehm- und Tonböden
KANN VERWECHSELT WERDEN MIT: im Blattstadium mit Fingerhut, gefährlich!

Wann was sammeln?

Am besten sammeln Sie die Wurzel, und dies möglichst im Frühjahr oder Herbst. Sie können aber auch die Blätter zwischen April und Oktober pflücken. Sie haben zwar einen etwas geringeren Wirkstoffgehalt als die Wurzel, sind aber dennoch ein hervorragendes Heilmittel.

Schnelle Hilfe ...

- **BEI VERLETZUNGEN DES BEWEGUNGSAPPARATS,** also bei stumpfen Prellungen, Quetschungen, Stauchungen, Blutergüssen, Muskelverhärtung, Überanstrengung der Gliedmaßen: Entweder die recht schleimige Wurzel zerquetschen oder die zerquetschten oder zerkauten Blätter auf die betroffenen Stellen geben und dort mit einem Tuch oder einem großen Beinwellblatt fixieren.

Da hilft er noch

ALS HEILMITTEL INNERLICH: bei inneren Verletzungen, Rippenfellentzündung, Husten, Gelenkverschleiß.

ALS HEILMITTEL ÄUSSERLICH: siehe Breiumschläge auf Seite 20.

LECKER

Die jungen Blätter sind ein hervorragender Spinatersatz mit einem sehr hohen Gehalt an Mineralstoffen und Vitaminen.

Erle

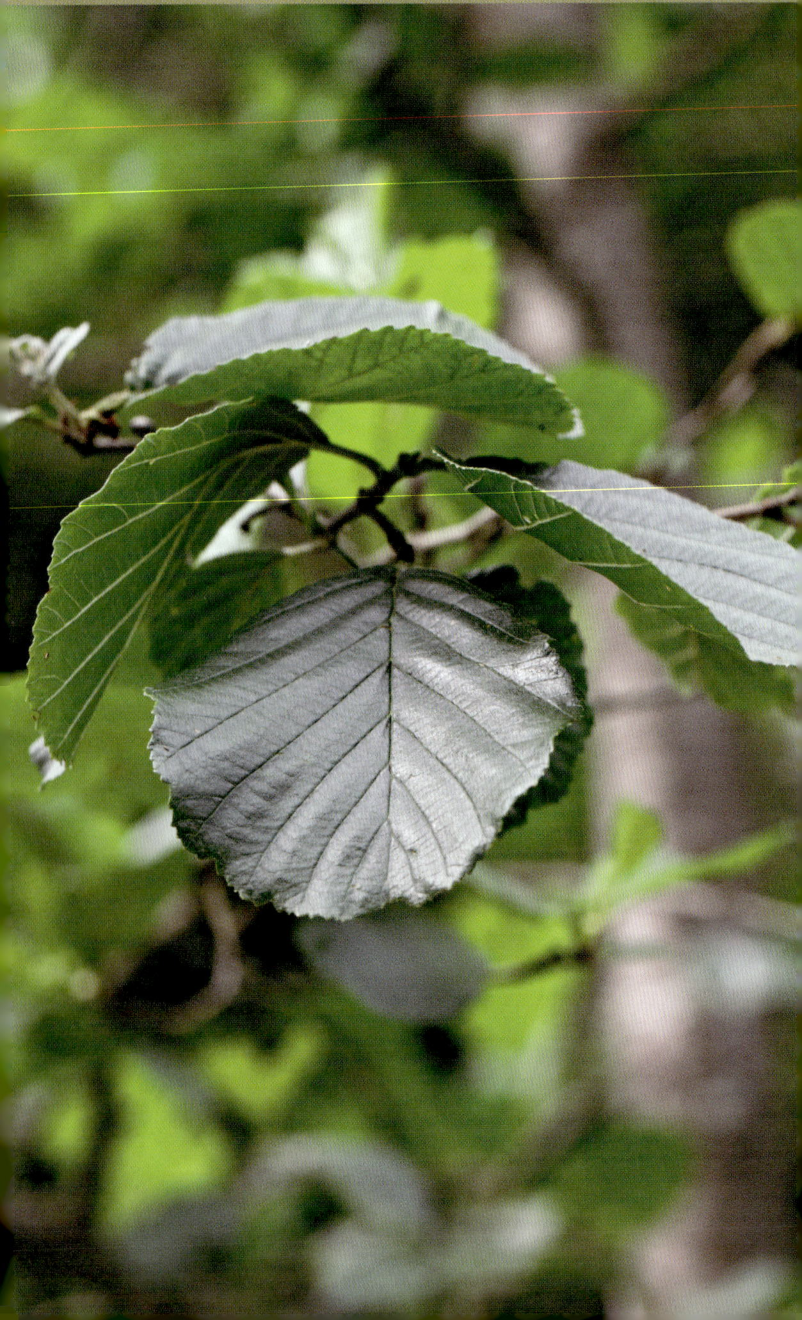

Darf ich vorstellen?

SO HEISST SIE: Schwarz-E., *Alnus glutinosa*
SO SIEHT SIE AUS: bis zu 30 m hoher Baum;
Rinde: zunächst glatt, später rotbraun, rissig;
Blätter: umgekehrt eiförmig, eingekerbte Spitze;
Blüte: weiblich: Kätzchen mit roter Narbe; männlich: hängende Kätzchen mit roten Staubbeuteln
SIE BLÜHT VON: März–April
HIER WÄCHST SIE: Uferbereiche, Moore
KANN VERWECHSELT WERDEN MIT: –

Wann was sammeln?

Die Blätter der Erle sammeln Sie am besten zwischen Juni und September.

Schnelle Hilfe ...

- **BEI MÜDEN FÜSSEN:** Wenn Ihre Füße beim Wandern müde werden, können Sie sich die Blätter der Erle zwischen Fußsohle und Strumpf packen. Sie wirken erfrischend und belebend.
- **BEI SCHWELLUNGEN:** Zerriebene Blätter helfen bei Schwellung. Am besten geben Sie sie auf die betroffene Stelle und fixieren sie dort mit einem Tuch oder zur Not mit einem Ampferblatt oder einem ähnlich großen Blatt und binden es mit einem langen Halm fest.

Bei dieser Methode sollte die betroffene Stelle möglichst ruhig gehalten werden, da der improvisierte Verband sonst leicht verrutscht.

Da hilft sie noch

ALS HEILMITTEL INNERLICH: entzündungshemmend, fiebersenkend, bei Halsschmerzen.

ALS HEILMITTEL ÄUSSERLICH: bei Entzündungen, Ausschlägen, eiternden Wunden.

Gänseblümchen

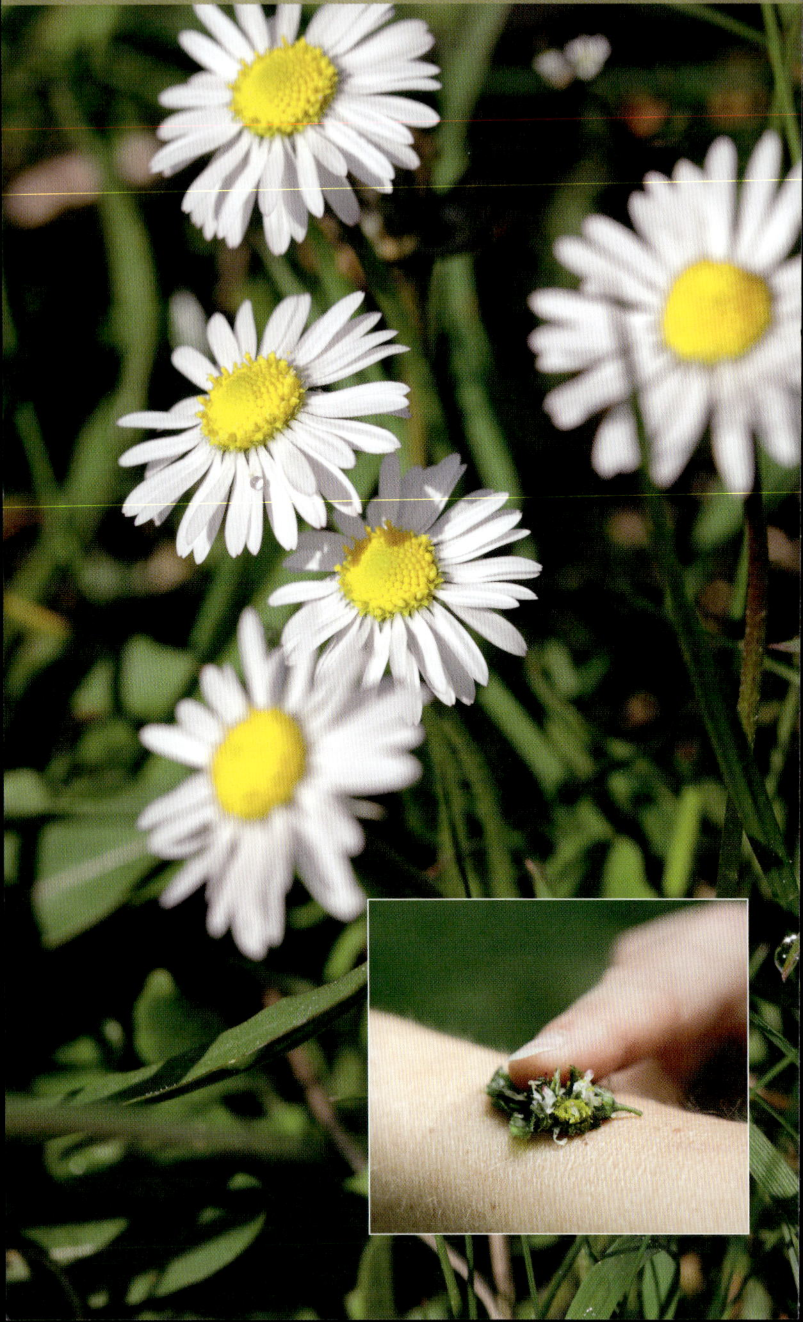

Darf ich vorstellen?

SO HEISST ES: *Bellis perennis*
SO SIEHT ES AUS: 2–15 cm hohe Staude;
Blätter: Grundrosette, spatelig, gekerbt;
Blüte: 1–2 cm groß, an einzeln stehenden, behaarten Stielen, Strahlenblätter weiß, oft rötlich auslaufend, Scheibenblüten gelb
ES BLÜHT VON: März–November (manchmal auch das ganze Jahr hindurch)
HIER WÄCHST ES: Wiesen, Grasplätze, Parkrasen
KANN VERWECHSELT WERDEN MIT: –

Wann was sammeln?

Sie können das blühende Kraut zu jeder Jahreszeit verwenden. Am wirksamsten ist es zwischen Mai und September, wenn die Sonne nicht nur den Boden, sondern auch uns Menschen wärmt.

Schnelle Hilfe …

- **BEI BLAUEN FLECKEN UND SCHÜRFWUNDEN:** Das Kraut zerkauen oder zerreiben, auf die betroffenen Stellen geben und fixieren.
- **BEI VERSTAUCHUNGEN UND ZERRUNGEN:** Das Kraut zerreiben oder zerkauen und die betroffenen Stellen vorsichtig damit einmassieren.
- **BEI INSEKTENSTICHEN:** Und wieder zerkauen oder zerreiben und auf den Stich geben. „Unsere stete kleine Begleiterin“ wird den Juckreiz schnell lindern und eine Schwellung abmildern.

Da hilft es noch

ALS HEILMITTEL INNERLICH: appetitanregend, stoffwechselanregend, bei Milchschorf, Husten.
ALS HEILMITTEL ÄUSSERLICH: bei Milchschorf, chronischen Hautleiden, Juckreiz.

LECKER

Die Knospen können Sie als falsche Kapern einlegen und die offene Blüte als Zierde für Speisen nutzen.

Fit ins Frühjahr

Fast jeder kennt das Phänomen der Frühjahrsmüdigkeit: Man will nicht recht in die Gänge kommen und hat das Gefühl, seinen Körper einem Großputz unterziehen zu müssen. Mit unseren Wildpflanzen ist das kein Problem. Die folgenden Pflanzen können Sie als Tee oder Smoothie zu sich nehmen oder als Salat, Pesto oder Suppe genießen.

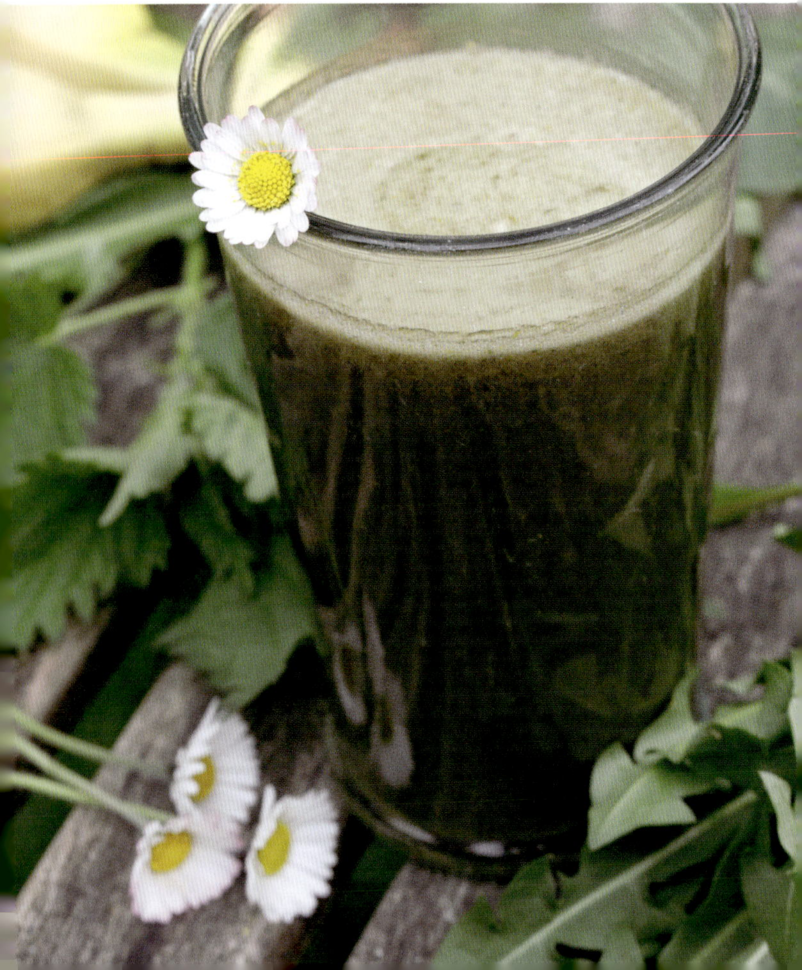

Brennnessel (Seite 72)

Die Brennnessel wirkt stärkend. Sie regt die Nierentätigkeit an und fördert so das Ausschwemmen von Toxinen.

Giersch (Seite 76)

Der Giersch ist auch eine kräftigende und harntreibende Pflanze, die vermehrt Harnsäure auszuleiten vermag.

Löwenzahn (Seite 84)

Der Löwenzahn stärkt die Leber und fördert die Gallenproduktion, über die die in der Leber anfallenden Toxine ausgeleitet werden. Außerdem wirkt er harntreibend und spült die Niere durch.

Vogelmiere (Seite 68)

Die Vogelmiere unterstützt die Leber und ist ein großer Lieferant von Spurenelementen.

Gundermann (Seite 18)

Der Gundermann wirkt harntreibend, regt die Leber an und kann Schwermetalle aus dem Körper schwemmen. Zudem stärkt er das Herz und das Immunsystem.

Rezepte

- **Teekur**

Pflanzen zu gleichen Teilen mischen, ca. 2 EL getrocknetes Kraut (frisch doppelte Menge) mit 1 l kochendem Wasser übergießen, 1–2 l täglich und dazu mindestens 2–3 l Wasser trinken.

- **Pesto**

Je eine Handvoll frisches Kraut klein wiegen. Die Masse mit Olivenöl sättigen und nach Geschmack salzen. Das Pesto können Sie zu Nudeln essen oder einfach aufs Brot schmieren.

- **Suppe für 2 Personen**

Sammeln Sie je 2 Handvoll frisches Kraut und schneiden es ein wenig klein. Dann mit etwas Wasser kurz aufköcheln lassen, einen Schuss Sahne und etwas Brühe dazu und mixen. Fertig ist die Wildkräuterrahmsuppe.

Hirtentäschel

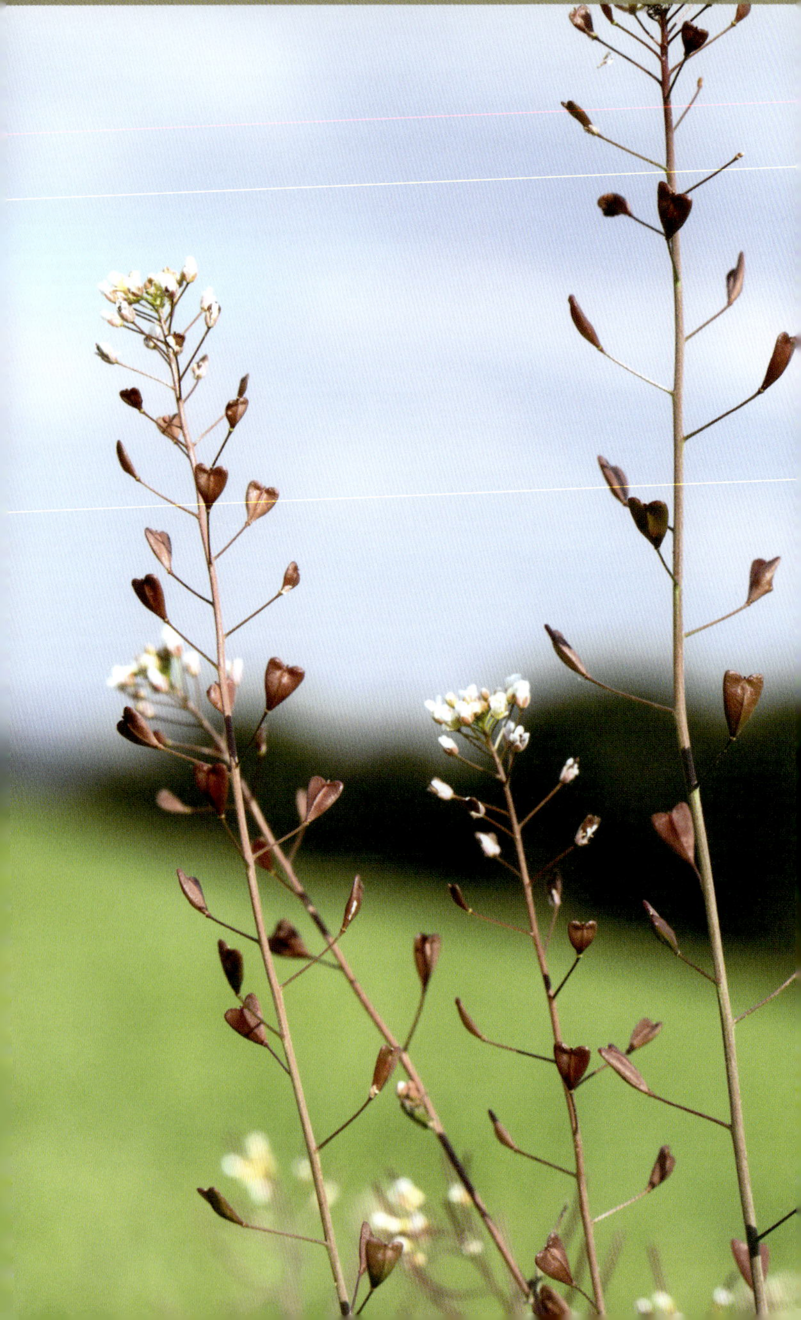

Darf ich vorstellen?

SO HEISST ES: *Capsella bursa-pastoris*

SO SIEHT ES AUS: 20–40 cm hoch; ein- bis zweijährig; meist behaart; **Blätter:** Grundrosette, gezähnt bis fiederspaltig; **Blüten:** 2–4 mm, weiß; **Früchte:** umgekehrt herzförmige Schötchen

ES BLÜHT VON: März–Oktober

HIER WÄCHST ES: Äcker, Gärten, Wege, Schuttplätze

KANN VERWECHSELT WERDEN MIT: Ackertäschelkraut, Bauernsenf; ungefährlich

Wann was sammeln?

Sie können das gesamte Kraut zwischen Mai und September sammeln und verwenden.

Schnelle Hilfe ...

- **BEI BLUTERGÜSSEN UND QUETSCHUNGEN:** Das Kraut anquetschen oder zerkauen und auf den betroffenen Stellen fixieren.
- **BEI WUNDEN:** Auch hier geben Sie das Kraut zerquetscht oder zerkaut als Pflanzenbrei auf die Wunde. Die Blutung wird daraufhin sehr schnell nachlassen.
- **BEI NASENBLUTEN:** Das fein zerkaute Kraut in die Nase einführen und den Kopf leicht nach hinten kippen, damit der austretende Pflanzensaft in Richtung Nasenwurzel gelangt.

Da hilft es noch

ALS HEILMITTEL INNERLICH: bei starker Regelblutung und Beschwerden in den Wechseljahren, blutdruckregulierend, entwässernd, wehenfördernd (daher nicht während der Schwangerschaft verwenden).

ALS HEILMITTEL ÄUSSERLICH: Hämorrhoiden, Leistenbruch.

LECKER

Die kleinen herzförmigen Samenschötchen sehen nicht nur nett aus, sie bereichern auch mit ihrem nussigen Geschmack so manches Butterbrot oder Salat.

Johanniskraut

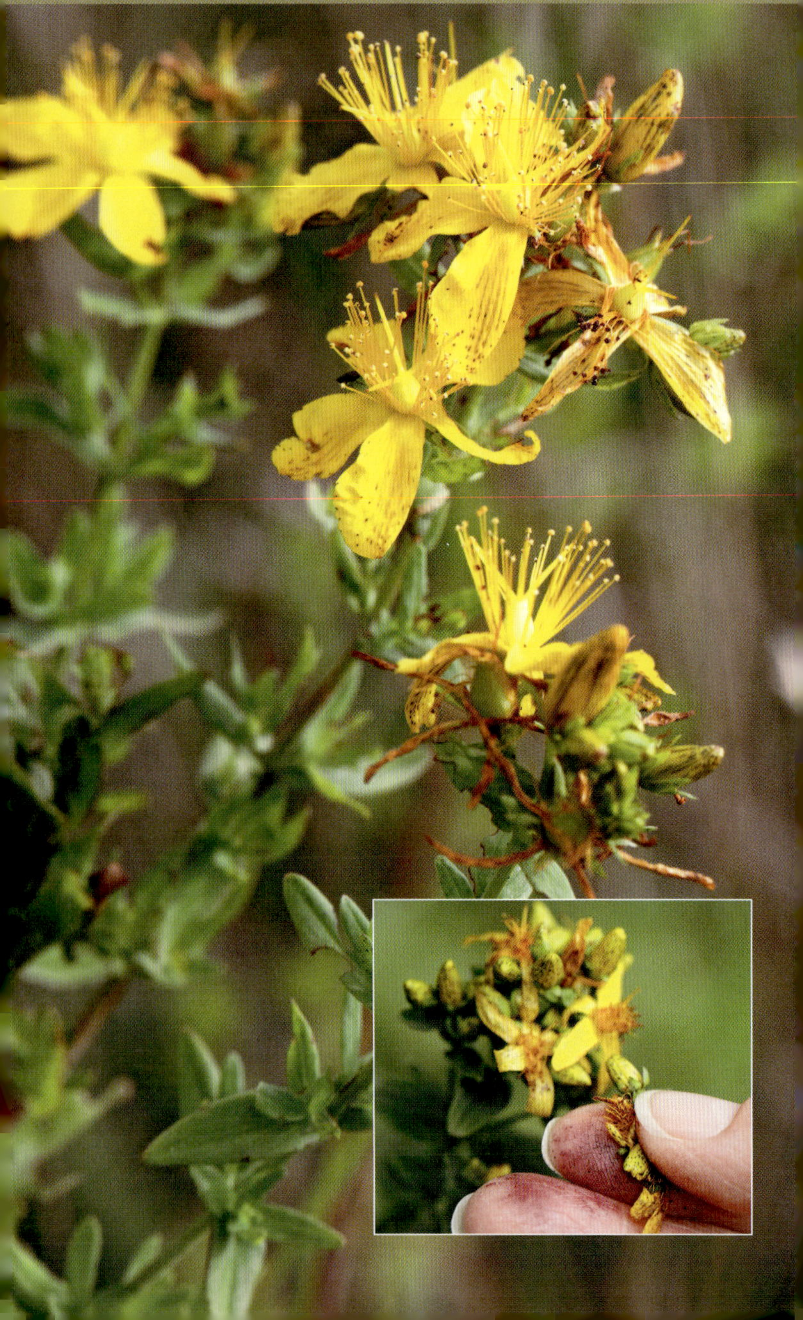

Darf ich vorstellen?

SO HEISST ES: Tüpfel-J., *Hypericum perforatum*
SO SIEHT ES AUS: 30–60 cm hohe Staude; **Stängel:** zweikantig; **Blätter:** eiförmig mit durchscheinenden Öldrüsen; **Blüten:** 20 mm, gelb mit kleinen schwarzen Punkten
ES BLÜHT VON: Juni–September (vereinzelt)
HIER WÄCHST ES: Magerrasen, Weiden, Brachen, Wegränder, Dämme, Böschungen
KANN VERWECHSELT WERDEN MIT: anderen Johanniskrautarten, ungefährlich

Wann was sammeln?

Am besten verwenden Sie die Blütenknospen zwischen Juni und September. Das Kraut und die Blüten stehen den Knospen allerdings kaum nach. Zur Wundbehandlung wirken die noch nicht ausgereiften Samenkapseln am besten.

Schnelle Hilfe ...

- **BEI NERVENSCHMERZEN:** Zerreiben Sie die Pflanzenteile auf den betroffenen Stellen und schützen diese vor direkter Sonneneinstrahlung.
- **BEI SONNENBRAND UND VERBRENNUNGEN:** Zerreiben Sie die Pflanzenteile zunächst leicht zwischen den Fingern, dann geben Sie den Brei auf die Verbrennung und schützen diese ebenfalls vor direkter Sonneneinstrahlung.
- **BEI WUNDEN:** Auch hier wieder zerkauen oder zerreiben und auflegen.

Da hilft es noch

ALS HEILMITTEL INNERLICH: antidepressiv, schlaffördernd, keimhemmend, bei trockenem Husten, entzündungshemmend, stärkt den Kreislauf, fördert die Genesung.
ALS HEILMITTEL ÄUSSERLICH: wundheilend, bei Nervenschmerzen, Rheuma, Gürtelrose.

Linde

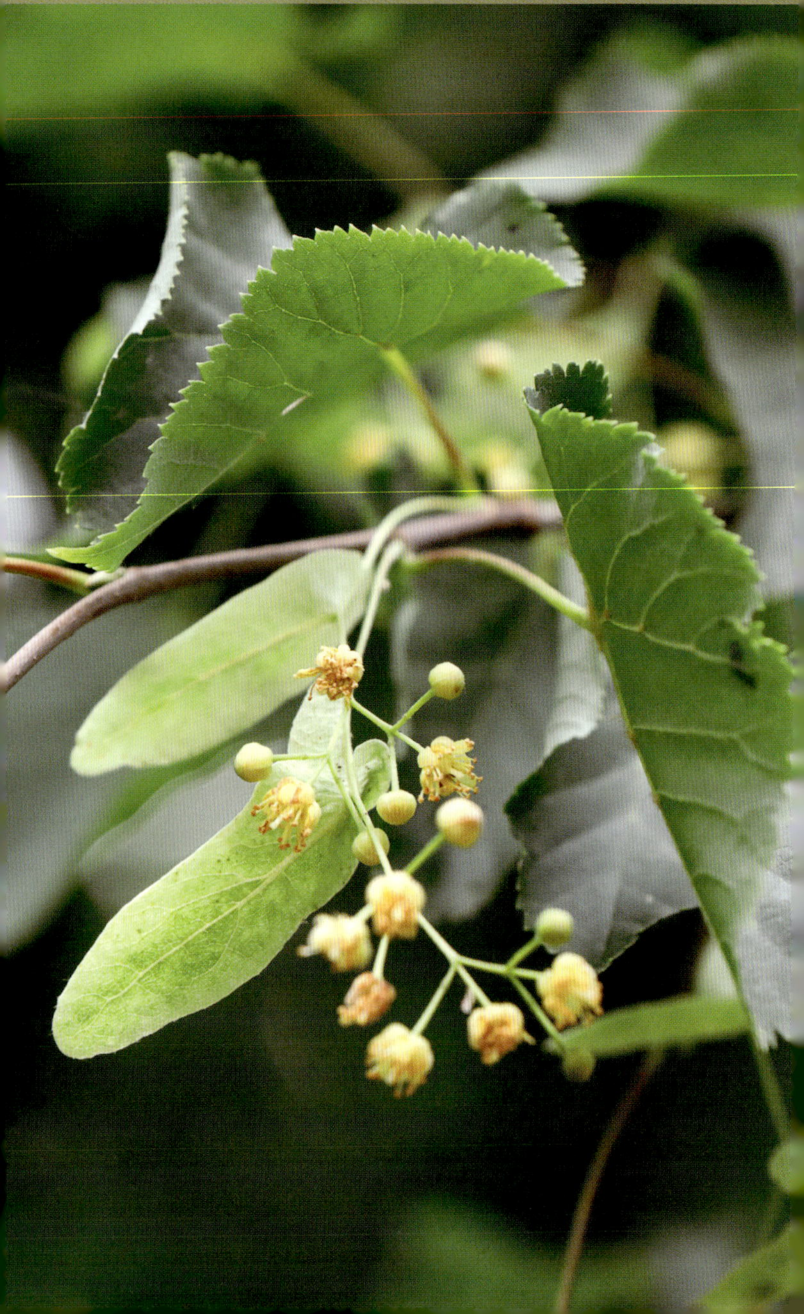

Darf ich vorstellen?

SO HEISST SIE: Sommer-Linde, *Tilia platyphyllos*; Winter-L., *T. cordata*

SO SIEHT SIE AUS: bis zu 35 m hoher Baum; **Rinde:** braun, im Alter gräulich; **Blätter:** herzförmig, gesägt, langstielig; **Blüte:** gelblich weiß, 2–3 hängende Blüten an einem blassgrünen Hochblatt

SIE BLÜHT VON: Juni–Juli

HIER WÄCHST SIE: Laubmischwälder, Solitärbaum

KANN VERWECHSELT WERDEN MIT: –

Wann was sammeln?

Die Blüten können von Juni bis Juli gesammelt werden und die heranreifenden Samen bis in den August hinein.

Schnelle Hilfe...

- **BEI ERKÄLTUNGEN:** Die Schleimstoffe, die in der Lindenblüte und im heranreifenden Samen reichlich vorhanden sind, wirken auf der Schleimhaut prophylaktisch als eine Art Schutzfilm und gleichzeitig lösen sie bereits festsitzenden Schleim. Wenn Ihnen auf der Wanderung der Hals zu kratzen beginnt oder Sie das Hustenmittel zuhause vergessen haben, können Sie Blüte und Samen der Linde etwas ankauen und dann lutschen.
- **KRAFTNAHRUNG UNTERWEGS:** Ein leckerer und erfrischender Snack sind von Mai bis Juli die jungen Blätter.

Da hilft sie noch

ALS HEILMITTEL INNERLICH: Grippe, schleimlösend, schweißtreibend, krampflösend, Magen-Darm-Koliken, beruhigend.

ALS HEILMITTEL ÄUSSERLICH: hautreinigend, juckreizlindernd, Rheumaschmerzen.

LECKER

Ein Sirup aus Lindenblüten ist eine echte Delikatesse.

Mädesüß

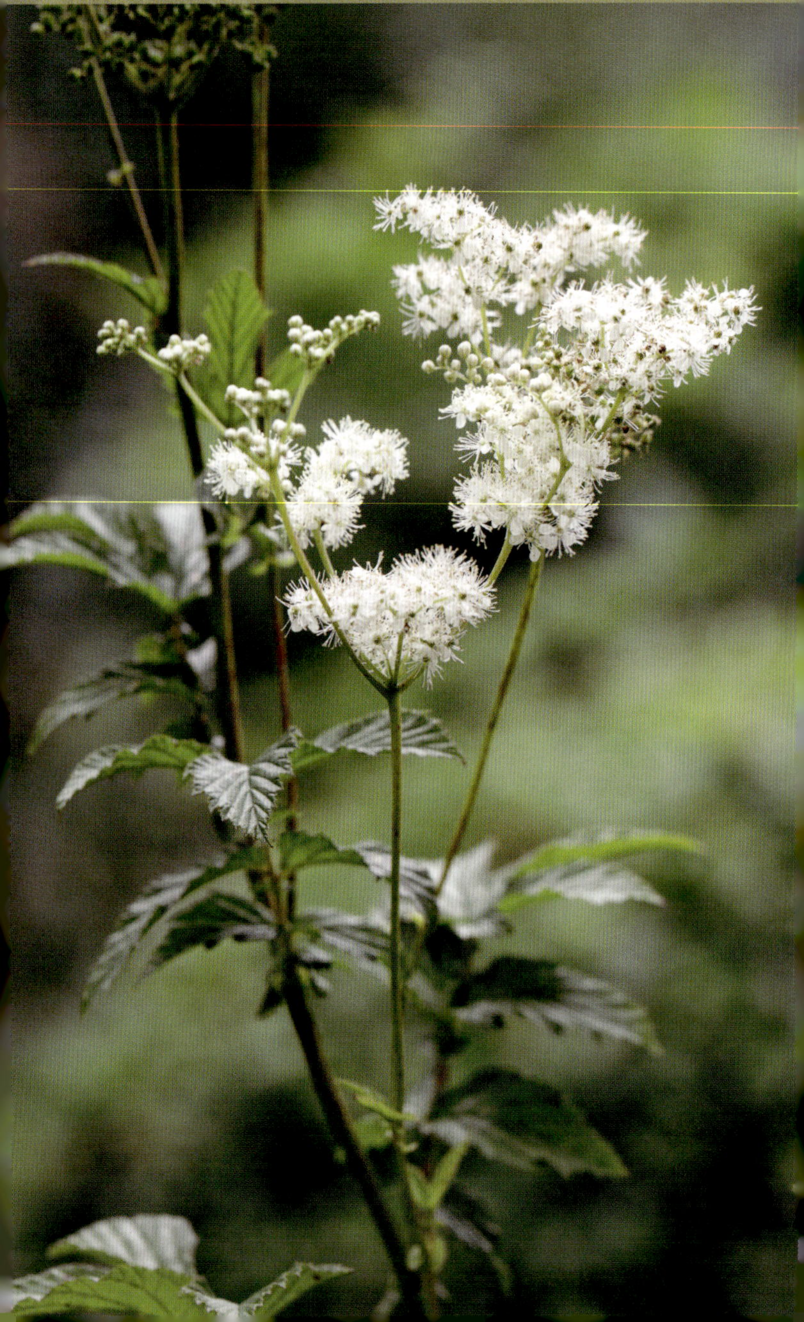

Darf ich vorstellen?

SO HEISST ES: Echtes M., *Filipendula ulmaria*
SO SIEHT ES AUS: 20–150 cm hohe Staude; **Stängel:** rot; **Blätter:** unpaarig gefiedert; **Blüten:** weiß, 5–10 mm
ES BLÜHT VON: Juli–September
HIER WÄCHST ES: Uferböschung, Feuchtwiesen, Auwälder
KANN VERWECHSELT WERDEN MIT: –

Wann was sammeln?

Die Blätter des Mädesüß können Sie von Mai bis September sammeln, achten Sie aber darauf, dass die Pflanze nicht von Mehltau befallen ist, was in feuchteren Jahren öfter vorkommt. Die Wurzel hat im Frühjahr und im Herbst die meiste Kraft, wirkt aber auch zu den anderen Jahreszeiten.

Schnelle Hilfe ...

- **BEI ZAHNWEH:** Hier hilft die Wurzel. Bei schlechtem Atem, Zahnschmerzen und zum Desinfizieren brauchen Sie die gereinigte Wurzel nur zu kauen und den Saft möglichst lange im Mundraum zu belassen. Der Geschmack der Wurzel erinnert an Kaugummi oder Kinderzahncreme.
- **BEI WUNDEN:** Vor allem bei Stich- und Schnittwunden helfen die Blätter des Mädesüß. Am besten zerkauen oder wenn es Ihnen zu bitter und zu gerbstoffreich ist, auch zerreiben und auf die Wunde geben.

Da hilft es noch

ALS HEILMITTEL INNERLICH: schweißtreibend, schmerzlindernd, entzündungshemmend, bei Kopfschmerzen, Gicht und Verdauungsstörungen.
ALS HEILMITTEL ÄUSSERLICH: schmerzlindernd bei Gicht und Arthritis.

LECKER

Blütenfeiner Apfelsaft: Zwei, drei blühende Äste in 1 l Apfelsaft 2 Stunden ziehen lassen.

Minze

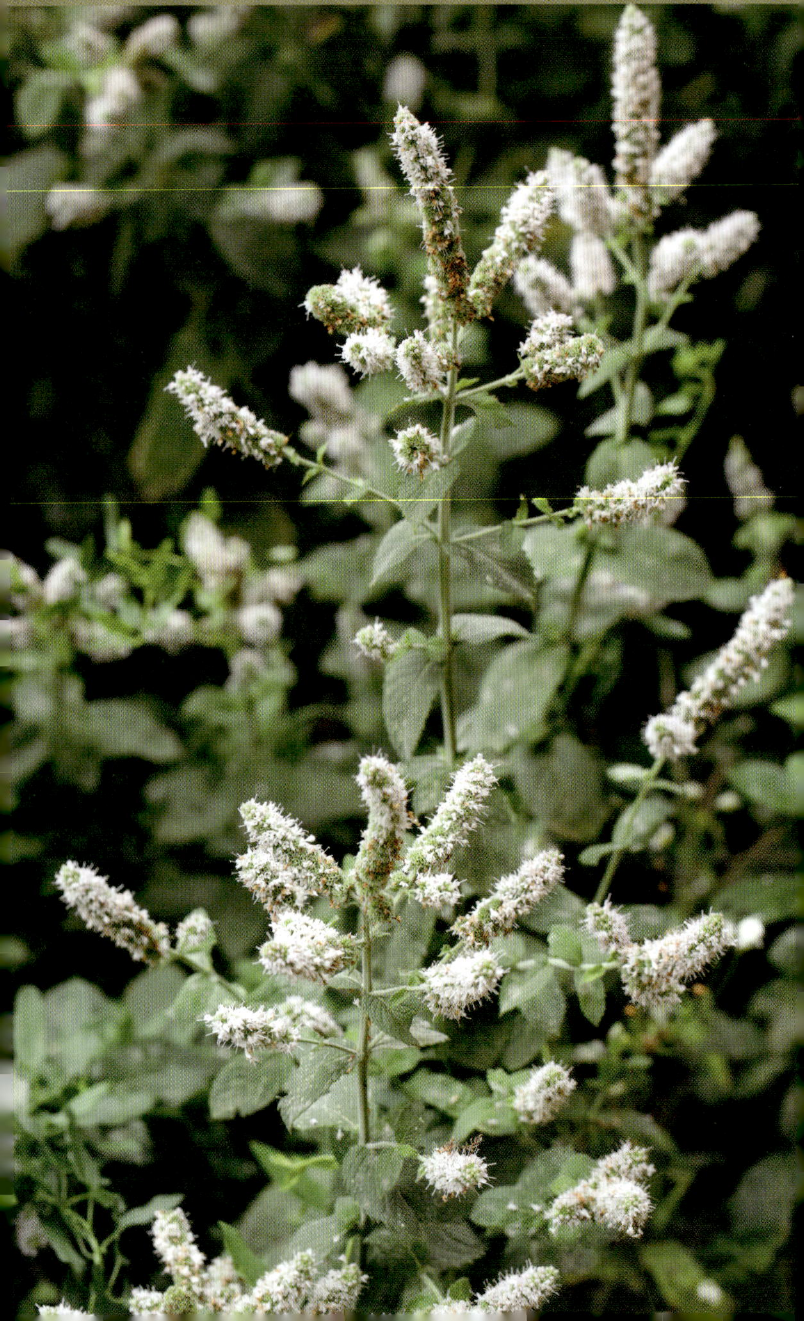

Darf ich vorstellen?

SO HEISST SIE: Ross-Minze, *Mentha longifolia*
SO SIEHT SIE AUS: 10–100 cm hohe Staude;
Blätter: eiförmig-lanzettlich, Unterseite graufilzig;
Blüte: helllila in 2–3 cm großen Scheinähren
SIE BLÜHT VON: Juli–Oktober
HIER WÄCHST SIE: Ufer, Gräben, Wegränder, Auwälder
KANN VERWECHSELT WERDEN MIT: Polei-Minze, gefährlich!

Wann was sammeln?

Die Blätter können Sie von April bis in den September hinein ernten. Am stärksten wirken sie bei schöner Sonneneinstrahlung.

Schnelle Hilfe ...

- **BEI MÜDEN, ÜBERANSTRENGTEN GELENKEN:** Die Blätter auf den betroffenen Gelenken zerreiben. Sie wirken dort zunächst kühlend und fördern nach einiger Einwirkzeit die lokale Durchblutung.
- **ALS ERFRISCHUNGSSNACK:** Wie alle Minzen ist auch die Rossminze in ihrem Geschmack erfrischend und belebend.
- **BEI MAGENSCHMERZEN:** Außerdem hilft sie bei Magenschmerzen und Verdauungsproblemen. Einfach ein paar Blätter nehmen und langsam essen.

Da hilft sie noch

ALS HEILMITTEL INNERLICH: verdauungsfördernd, entblähend, schweißtreibend, stoffwechselanregend.
ALS HEILMITTEL ÄUSSERLICH: Rheuma, entzündete Gelenke, Nervenschmerzen.

LECKER

Sie können die jungen Blätter von April bis September als Basilikumersatz im Tomatensalat verwenden oder schokoliert als „After eight" genießen.

Odermennig

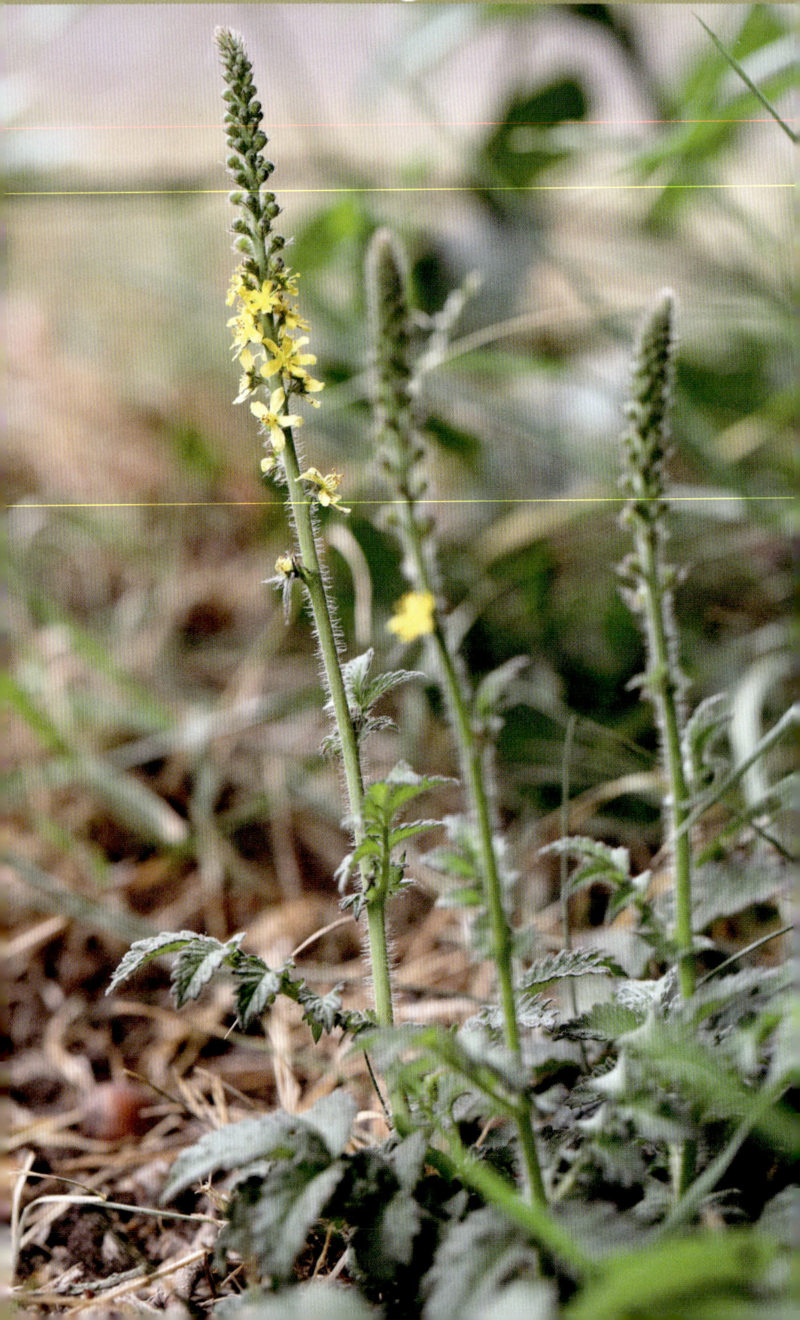

Darf ich vorstellen?

SO HEISST ER: Kleiner O., *Agrimonia eupatoria*
SO SIEHT ER AUS: 30–130 cm hohe Staude, **Stängel:** rauhaarig; **Blätter:** unpaarig gefiedert; **Blüte:** 5–8 mm, gelb
ER BLÜHT VON: Juni–September
HIER WÄCHST ER: Trockenrasen, Wegränder
KANN VERWECHSELT WERDEN MIT: Blätter: Fingerkräuter, Nelkenwurz; ungefährlich

Wann was sammeln?

Schon ab April kann man die ersten Blätter des Odermennig nutzen. Die Erntezeit reicht dann bis in den September.

Schnelle Hilfe ...

- **BEI MIGRÄNE:** Quetschen oder zerkauen Sie das Kraut und geben es auf Schläfen und Stirn. Natürlich sollten Sie sich außerdem auch ausruhen und möglichst hinlegen.
- **BEI WUNDEN:** Die zerriebenen oder zerkauten Blätter wirken blutstillend und können zu diesem Zweck auf Wunden gegeben werden.

Da hilft er noch

ALS HEILMITTEL INNERLICH: nieren- und leberstärkend, stoffwechselanregend, zur Stärkung der Stimmbänder.

ALS HEILMITTEL ÄUSSERLICH: Bindehautentzündung, Wunden, Geschwüre, Venenleiden.

Husten, Schnupfen, Heiserkeit …

Leider ist der Winter häufig mal von Schniefnasen und Husten begleitet. Auch hierfür und damit es erst gar nicht so weit kommt, hält unsere Wildpflanzenflora einiges parat.

Eberesche (Seite 74)

Die Beeren der Eberesche enthalten sehr viel Vitamin C und stärken somit unsere Abwehrkräfte. Wenn die Abwehr es dann leider doch nicht schafft, den Körper zu schützen, helfen uns die Früchte ebenfalls weiter: Sie lindern Lymphdrüsenschwellungen und Hustenreiz.

Klee (Seite 22)

Die Kleeblüten helfen bei Bronchitis und zur Rekonvaleszenz nach Erkältungskrankheiten.

Spitz-Wegerich (Seite 34)

Der Spitz-Wegerich ist ein klassischer Hustenheiler und darf in keiner Erkältungsmischung fehlen. Er wirkt antibiotisch, fördert den Schleim, sei es beim Schnupfen oder Husten, und schützt dabei gleichzeitig die Schleimhäute – also auch etwas für die Prophylaxe.

Mädesüß (Seite 58)

Wenn Sie nun wirklich mit Fieber im Bett liegen, hilft das Mädesüß weiter. Es ist schweißtreibend, fördert so die Ausscheidung der Krankheitstoxine und senkt das Fieber. Außerdem hat es eine schmerzlindernde Wirkung, die man bei grippalen Gliederschmerzen dankend annimmt.

Schlehe (Seite 86)

Auch die Beeren der Schlehe sind sehr reich an Vitamin C und dienen als allgemeines Stärkungsmittel nach und während einer Grippe.

Aus den Beeren können Sie auch durch Dampfentsaftung einen Stärkungssaft- oder -sirup herstellen.

Schnupfnasen-Tee

Die getrockneten Kräuter zu gleichen Teilen mischen. Je 1 EL getrocknete Beeren über Nacht in 1 l Wasser einweichen lassen. Am nächsten Tag aufkochen und mit dem Kochwasser 2–3 EL getrocknete Kräuter überbrühen und ca. 5 Minuten ziehen lassen, im akuten Fall 1 l täglich über den Tag verteilt trinken. Zur Prophylaxe reicht auch etwas weniger Tee, mehr ist aber auch nicht schädlich. Natürlich können Sie die Kräuter auch einzeln als Tee genießen.

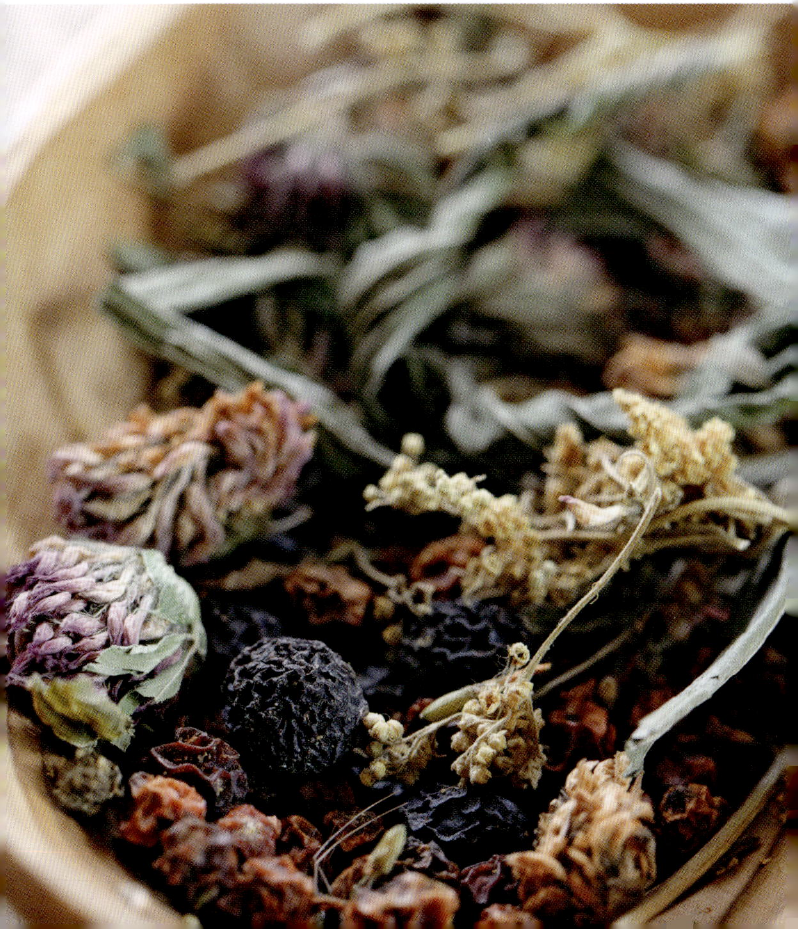

Ruprechtskraut

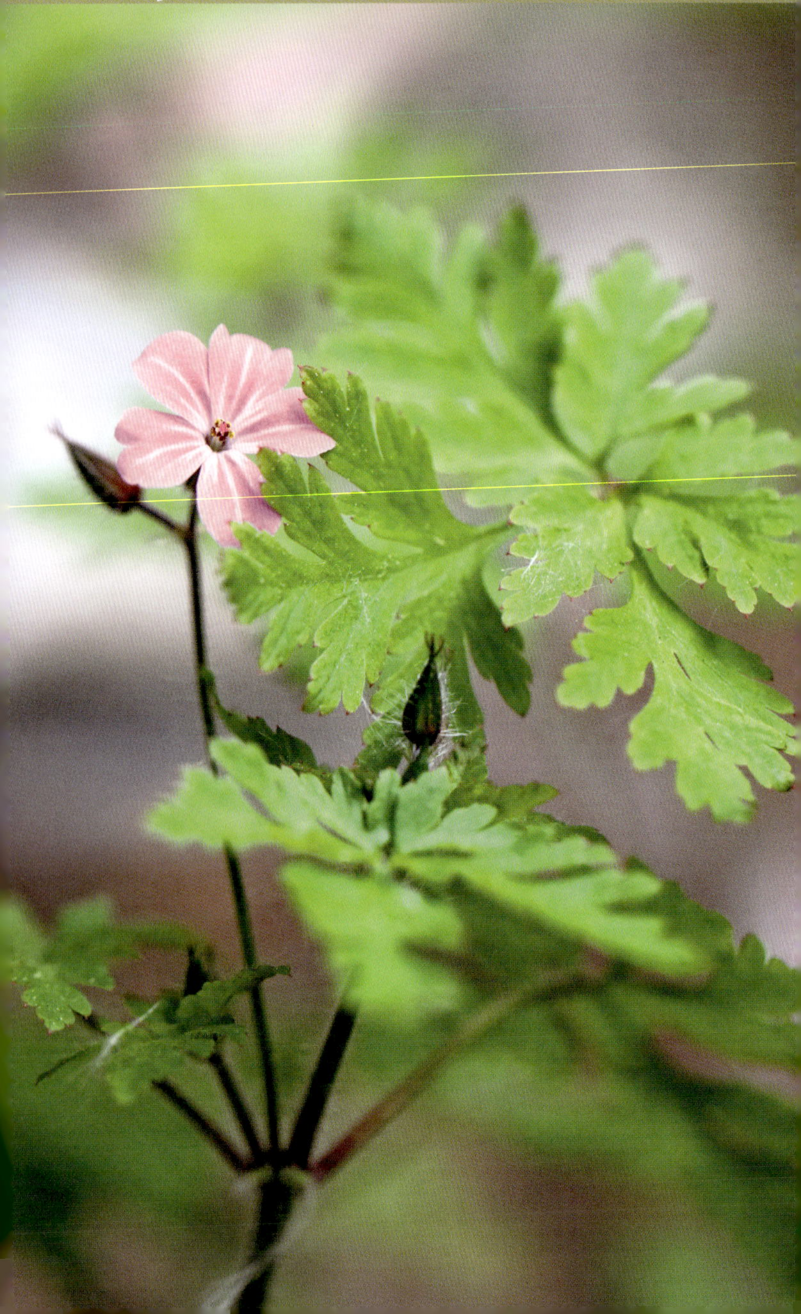

Darf ich vorstellen?

SO HEISST ES: *Geranium robertianum*

SO SIEHT ES AUS: 20–50 cm, einjährig, rot überlaufen; **Stängel:** weich behaart; **Blätter:** 3–5-teilig, rot werdend; **Blüten:** 20 mm, rosenrot; **Früchte:** 10–20 mm langer Schnabel

ES BLÜHT VON: Mai–Oktober

HIER WÄCHST ES: an schattigen Mauern, in Schluchten, auf Schotter, in krautreichen Wäldern

KANN VERWECHSELT WERDEN MIT: Geruch: –; Aussehen: anderen Storchenschnäbeln, ungefährlich

Wann was sammeln?

Sie können das gesamte Kraut von Mai bis Oktober sammeln und verwenden.

Schnelle Hilfe …

- **BEI OHRENSCHMERZEN:** Quetschen Sie das Kraut leicht an und reiben damit die Ohrmuschel und den Ohransatz ein. Bei akuten Schmerzen sollten Sie diesen Vorgang mehrmals täglich wiederholen.
- **BEI SCHWÄCHE UND NERVENÜBERREIZTHEIT:** Ein altes Rezept rät dazu, den Nacken mit angequetschtem Kraut einzureiben.
- **BEI WUNDEN ZUM BLUTSTILLEN:** Das Kraut zerkauen oder zerreiben und auf die Verletzung geben.

Da hilft es noch

ALS HEILMITTEL INNERLICH: Fieber, Gicht, Durchfall, blutdruckregulierend, Nervenüberreiztheit.

ALS HEILMITTEL ÄUSSERLICH: Nervenschmerzen, nässende Ausschläge, Hautflechten, Gürtelrose, siehe auch Krautauflage auf Seite 20.

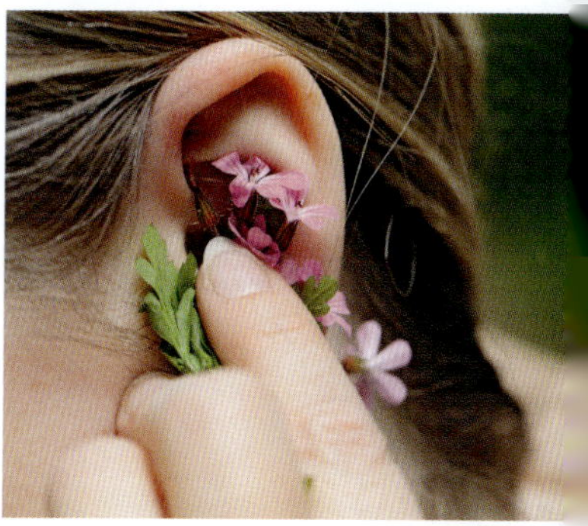

Vogelmiere

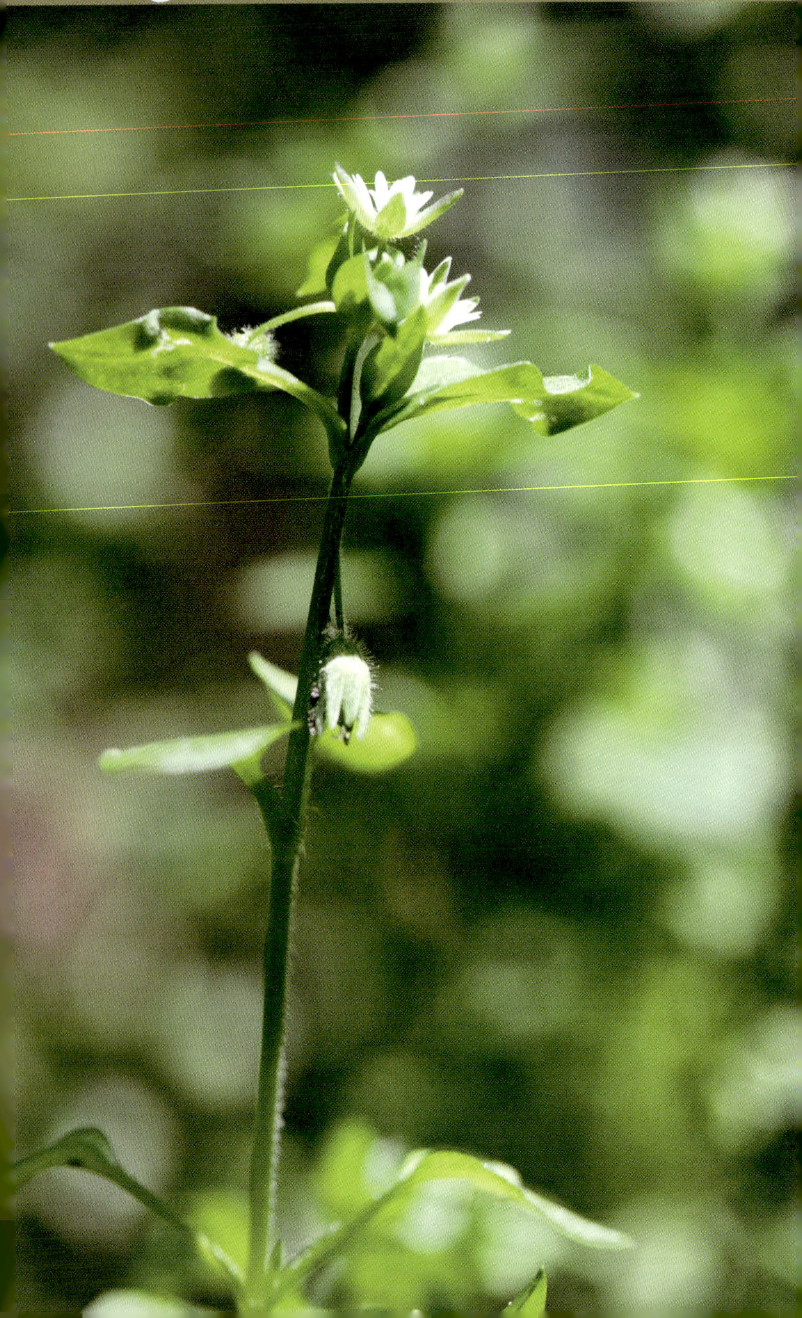

Darf ich vorstellen?

SO HEISST SIE: *Stellaria media*
SO SIEHT SIE AUS: 10–60 cm groß, einjährig, oft kriechend; **Blätter:** eiförmig zugespitzt; **Stängel:** rund, einreihig behaart; **Blüte:** 5–10 mm, weiß, Kronblätter tief ausgerandet
SIE BLÜHT VON: März–Oktober
HIER WÄCHST SIE: Wege, Gärten, Schutt, Ufer, auf feuchten, nährstoffreichen Böden
KANN VERWECHSELT WERDEN MIT: anderen Mieren, ungefährlich

Wann was sammeln?

Sie können das gesamte Kraut von März bis Oktober und teilweise darüber hinaus sammeln und verwenden.

Schnelle Hilfe …

- **BEI SCHWELLUNGEN:** Quetschen Sie das Kraut leicht an und fixieren es auf der betroffenen Stelle.
- **BEI SCHMERZEN:** Auch hier das Kraut leicht anquetschen und auf die betroffene Stelle geben. Diese Stelle anschließend mit einem Tuch oder Schal möglichst warm halten.
- **KRAFTNAHRUNG UNTERWEGS:** Das junge Kraut ist ein stärkender und leckerer Snack für unterwegs.

Da hilft sie noch

ALS HEILMITTEL INNERLICH: herzstärkend, schleimlösend, bei Fieber, Rheuma, Frühjahrsmüdigkeit.
ALS HEILMITTEL ÄUSSERLICH: bei Verbrennungen, Geschwüre, Ausschlag, Holzsplittern, Bronchitis.

LECKER

Nicht nur roh oder im Salat schmeckt das junge Kraut, auch in Suppen oder diversen anderen gekochten Gerichten ist es eine leckere und mineralreiche Ergänzung.

Wenn der kleine Hunger kommt

Bei knurrendem Magen unterwegs überbrücken Brennnessel, Weißdorn und Wiesen-Labkraut noch so manche Strecke.

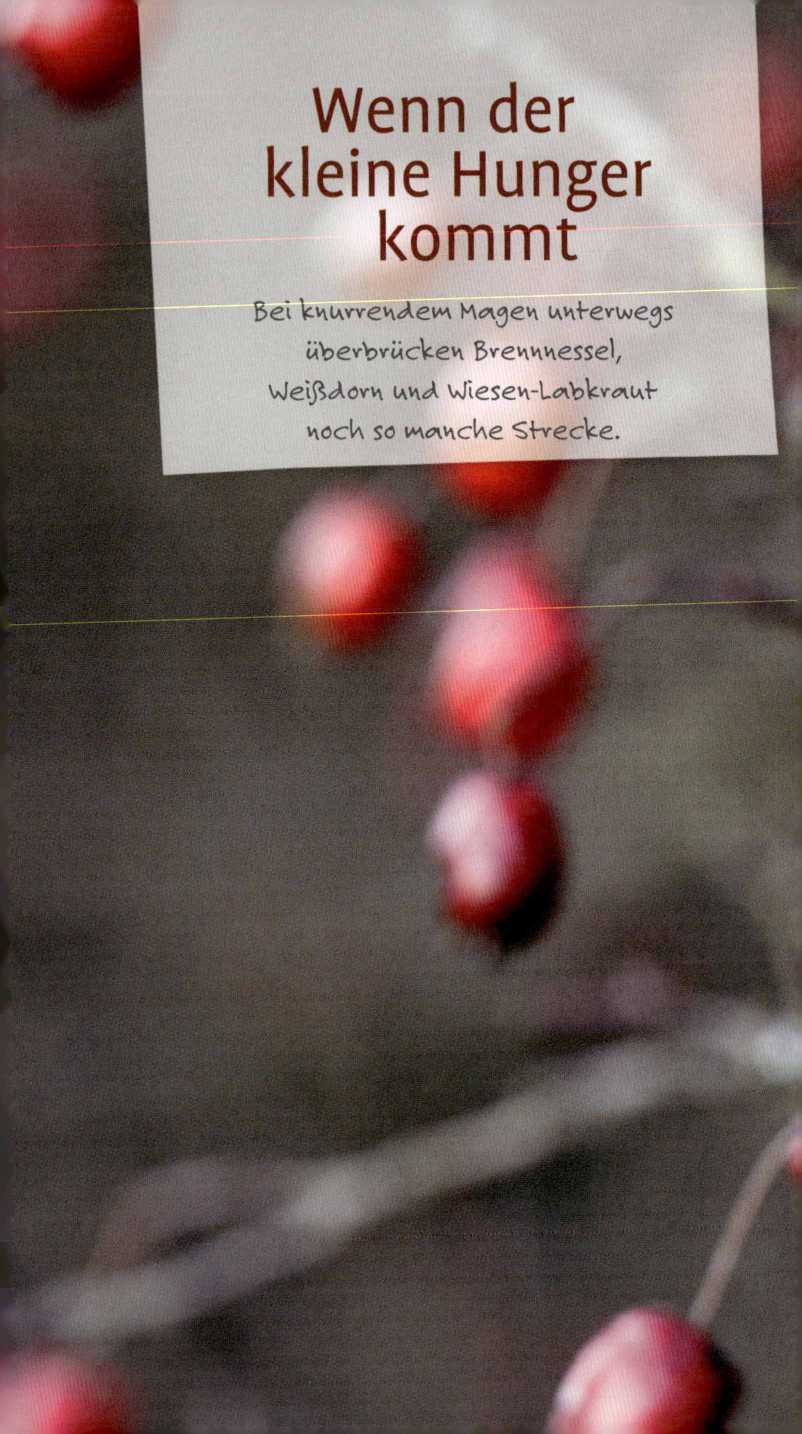

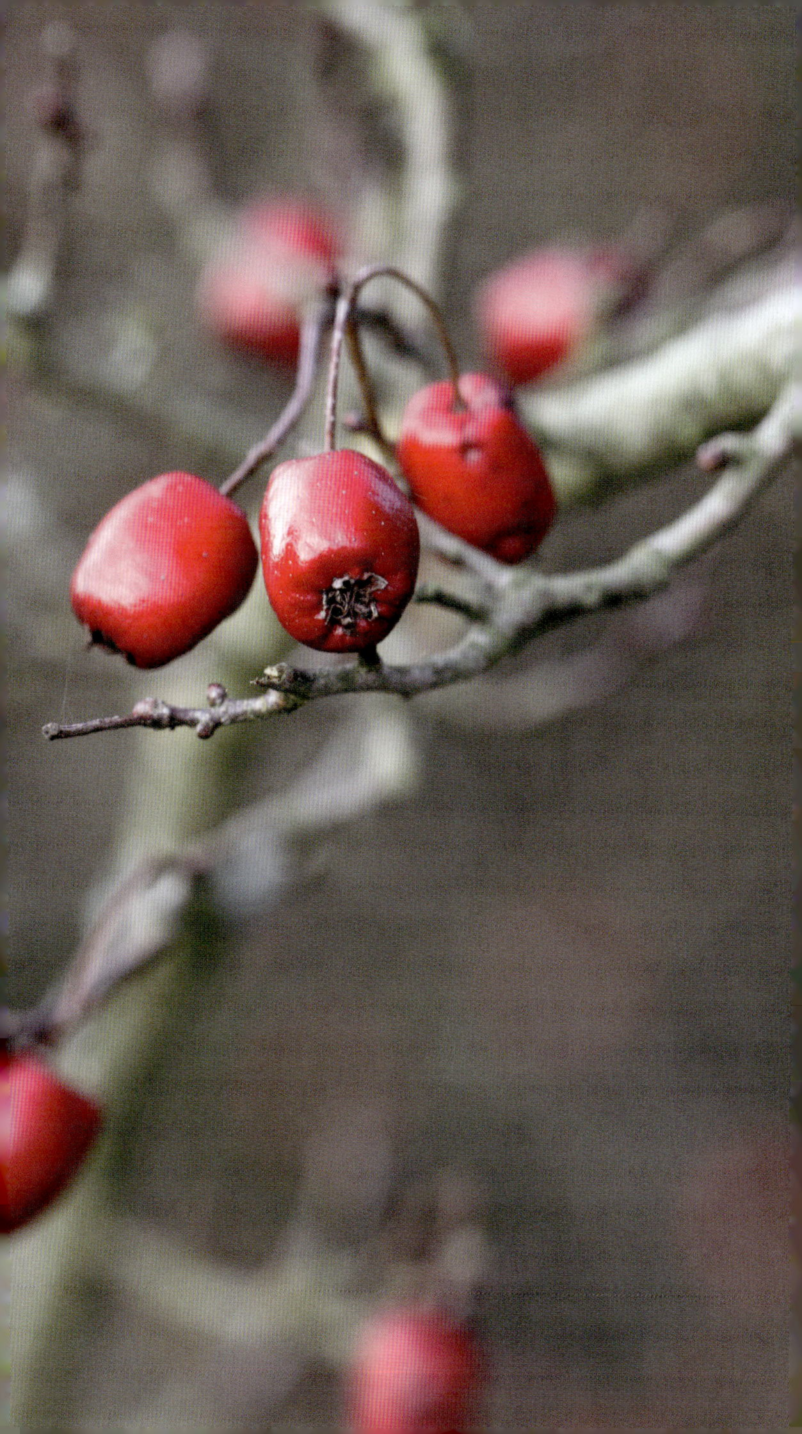

Brennnessel

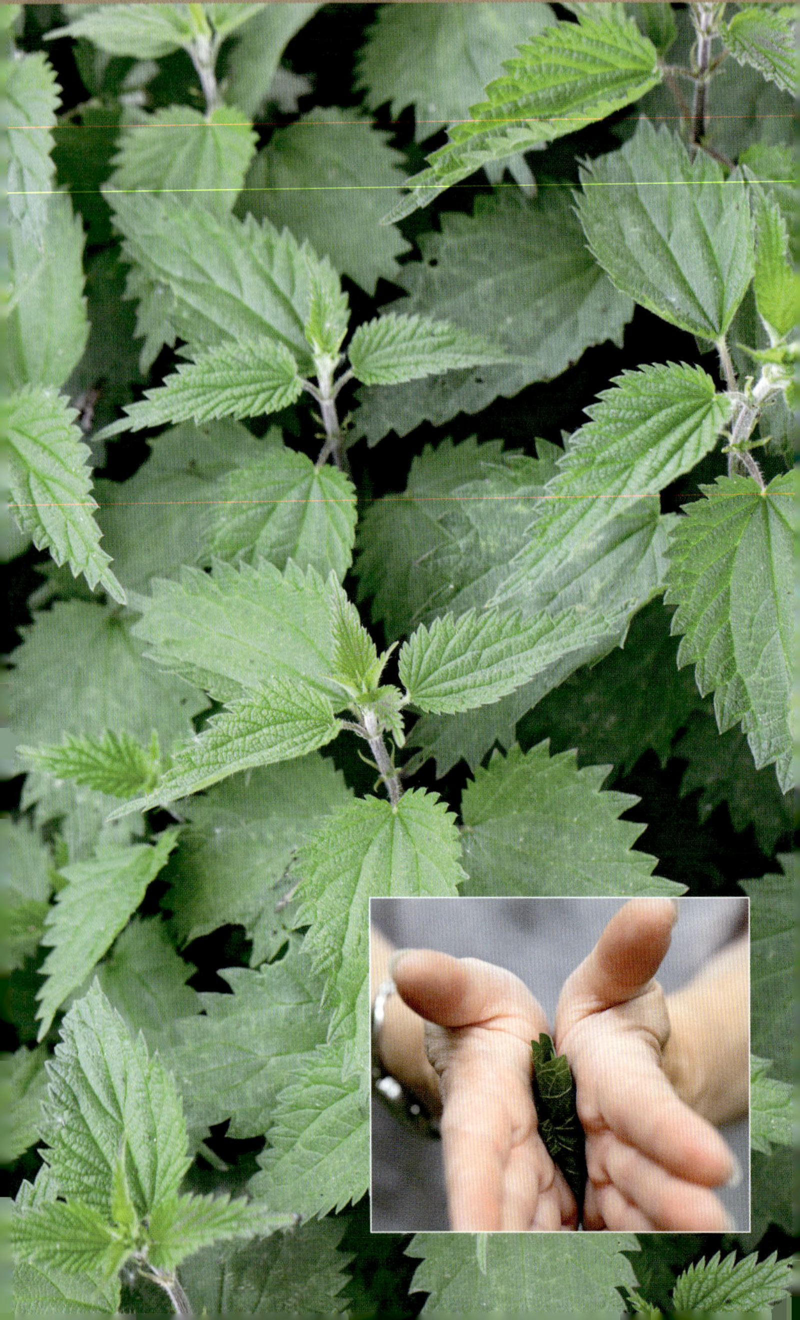

Darf ich vorstellen?

SO HEISST SIE: *Urtica dioica*
SO SIEHT SIE AUS: 30–150 cm hohe Staude mit Brennhaaren, meist zweihäusig; **Blätter:** eiförmig, gesägt, gegenständig; **Blüte:** klein, grünlich, in Scheinähren
SIE BLÜHT VON: Mai–September
HIER WÄCHST SIE: Wege, Schuttplätze, Siedlungsnähe, auf frischen, nährstoffreichen Ton- und Lehmböden
KANN VERWECHSELT WERDEN MIT: –

Wann was sammeln?

Die jungen Blätter können Sie von April bis September sammeln, die unreifen Samen ab Juni und die ausgereiften ab Juli.

Schnelle Hilfe ...

- **KRAFTNAHRUNG UNTERWEGS:** Die vielen Mineralstoffe und Vitamine in den Blättern und Samen geben einem bei einer langen Wanderung die Kraft, auch noch die letzten Meter zu bewältigen. Die Samen lassen sich ohne Weiteres essen. Bei den Blättern müssen Sie zunächst die Brennhaare brechen. Vorsichtig abpflücken, dann das Blatt vom Stiel her einrollen und im eingerollten Zustand noch zwischen den Handflächen hin und her reiben. Auf diese Weise können sie die Härchen unbeschadet brechen.
- **BEI GELENKSCHMERZEN:** Bei akuten Gelenkschmerzen mit eingeschränkter Beweglichkeit hilft ein Umschlag aus frischen Blättern. Zunächst wird es brennen, dann verbreitet sich wohltuende Wärme.

Da hilft sie noch

ALS HEILMITTEL INNERLICH: stoffwechselanregend, harntreibend, milchbildend, entzündungshemmend.
ALS HEILMITTEL ÄUSSERLICH: bei Arthrose, Rheuma, Nervenreizungen, juckender Haut, haarwuchsfördernd.

LECKER

Leicht gesalzen und ohne Fett geröstet: So macht man aus den Blättern Chips. Geröstete Samen schmecken sehr gut auf dem Butterbrot.

Eberesche

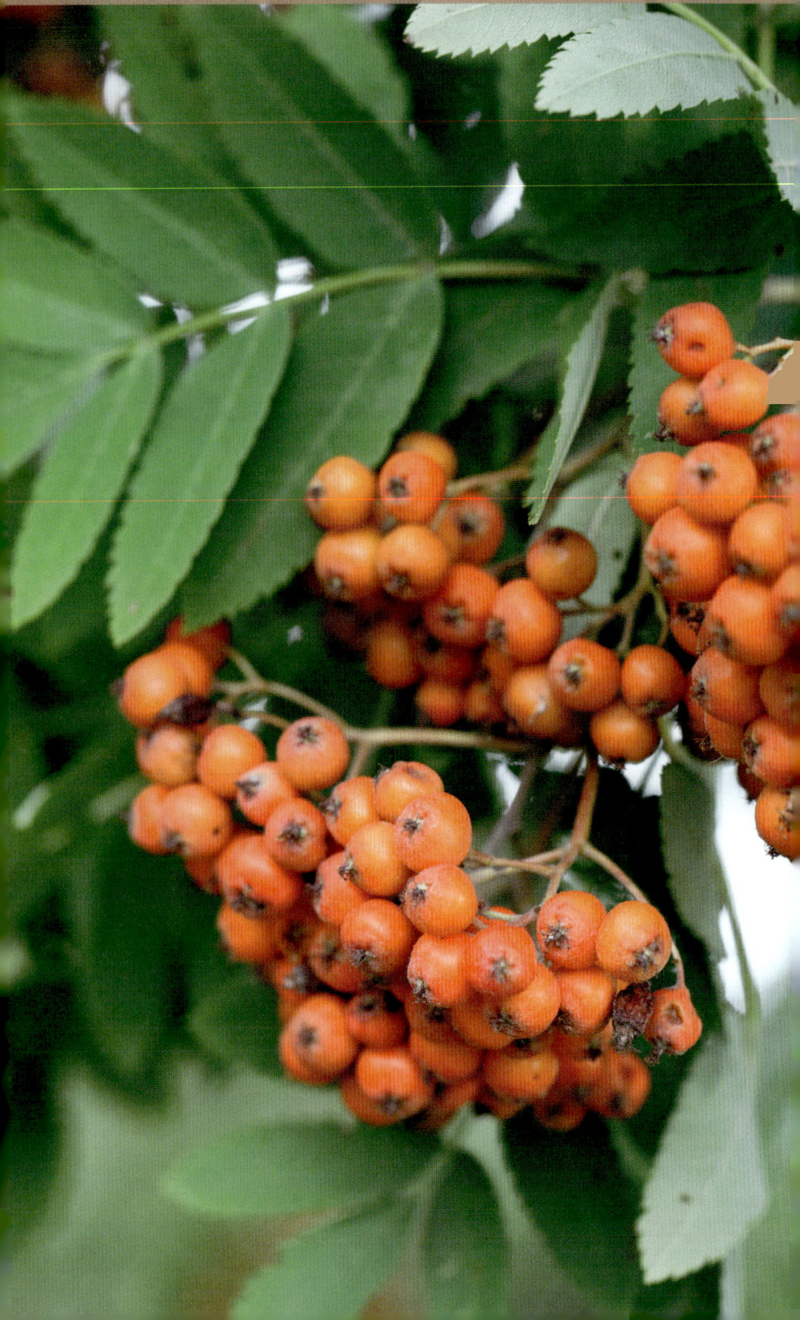

Darf ich vorstellen?

SO HEISST SIE: *Sorbus aucuparia*
SO SIEHT SIE AUS: bis zu 20 m hoher Baum; **Rinde:** silbern glänzend, leicht längsrissig; **Blätter:** 9–19-fach gefiedert, lanzettlich, gesägt; **Blüte:** weiße, aufrechte Doldenrispen; **Früchte:** korallenrote Beeren, doldenartig angeordnet
SIE BLÜHT VON: Mai–Juni
HIER WÄCHST SIE: Waldränder, Lichtungen, Kahlschläge, Felsen (eigentlich findet man sie überall)
KANN VERWECHSELT WERDEN MIT: junger Esche, ungefährlich

Wann was sammeln?

Die Beeren können Sie ab August ernten. Wie lange? Das hängt ganz von den Vögeln ab. In manchen Jahren sind die Bäume schon im Oktober leer gefressen.

Schnelle Hilfe …

- **KRAFTNAHRUNG UNTERWEGS:** Die Beeren sind eine erfrischende Zwischenmahlzeit und bei langen Wanderungen sehr wohltuend. Sie stärken den Körper, regen die Herztätigkeit an, drosseln die Schweißabsonderung und wirken durstlöschend.
  Aber: Sie sollten die Dosis von 3–5 frischen Beeren, über ca. 5 Stunden verteilt, möglichst nicht überschreiten. Ab einer Menge von 10 Beeren kann es zu Durchfall oder Erbrechen kommen. Dies liegt an der Parasorbinsäure, die erst durch den Kochvorgang oder durchs Trocknen zerstört wird.

Da hilft sie noch

ALS HEILMITTEL INNERLICH: bei Grünem Star, stoffwechselanregend, leberstärkend, bei Verdauungsstörungen, Lymphknotenschwellung, abwehrsteigernd, bei Husten.

LECKER

Aus der „Mährischen Eberesche", einer Zuchtform, lassen sich die feinsten Fruchtspeisen herstellen.

Giersch

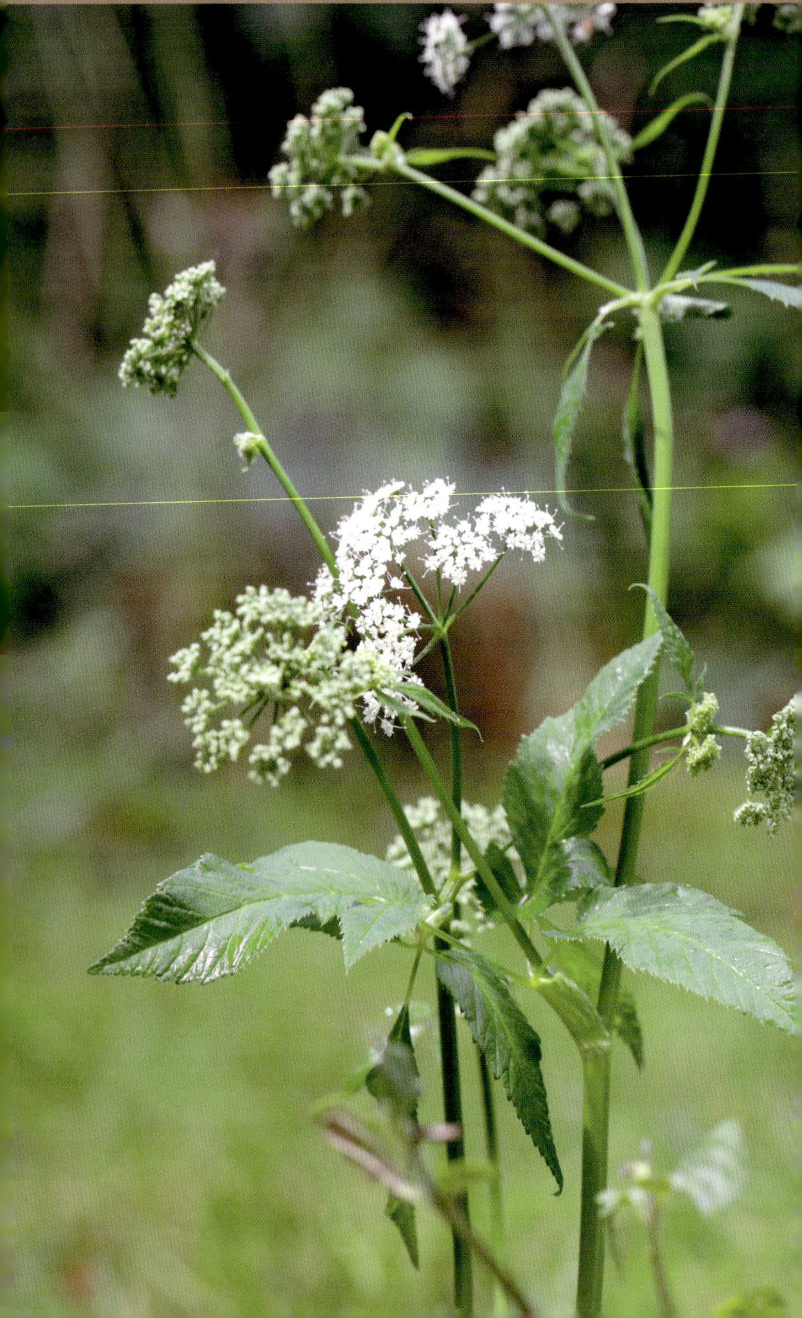

Darf ich vorstellen?

SO HEISST ER: *Aegopodium podagraria*
SO SIEHT ER AUS: 50–100 cm hohe Staude; **Blätter:** doppelt 3-zählig; **Doldenblüten:** 2 mm, weiß
ER BLÜHT VON: Juni–August
HIER WÄCHST ER: Waldränder, Gärten, Ufer, Auwälder
KANN VERWECHSELT WERDEN MIT: Blättern der Engelwurz in ihrem ersten Jahr, ungefährlich

Wann was sammeln?

Als Kraftnahrung sind seine jungen, möglichst noch etwas zusammengefalteten Blätter von März bis Juni zu genießen, danach wird er zäh und bitter. Wenn Sie mit ihm Wunden und Insektenstiche behandeln möchten, können Sie den Erntezeitraum bis in den August ausdehnen.

Schnelle Hilfe …

- **KRAFTNAHRUNG UNTERWEGS:** Wie so viele Wildgemüsesorten ist auch der Giersch reich an Mineralstoffen und Vitaminen. Neben seinen kräftigenden Inhaltstoffen hat er auch einen sehr belebenden und erfrischenden Geschmack.
- **BEI WUNDEN:** Zerkauen oder zerreiben Sie die Blätter und geben Sie diese auf die betroffene Stelle.
- **BEI INSEKTENSTICHEN:** Auch hier zerkauen oder zerreiben und auf den Stich geben.

Da hilft er noch

ALS HEILMITTEL INNERLICH: bei Gicht, harnsäureausleitend.
ALS HEILMITTEL ÄUSSERLICH: Gelenkschmerzen, Krampfadern.

LECKER

Neben dem „Kraftsnack" zwischendurch eignet sich der Giersch sehr gut als Zugabe für Salate, Suppen und andere Speisen.

Kohl-Kratzdistel

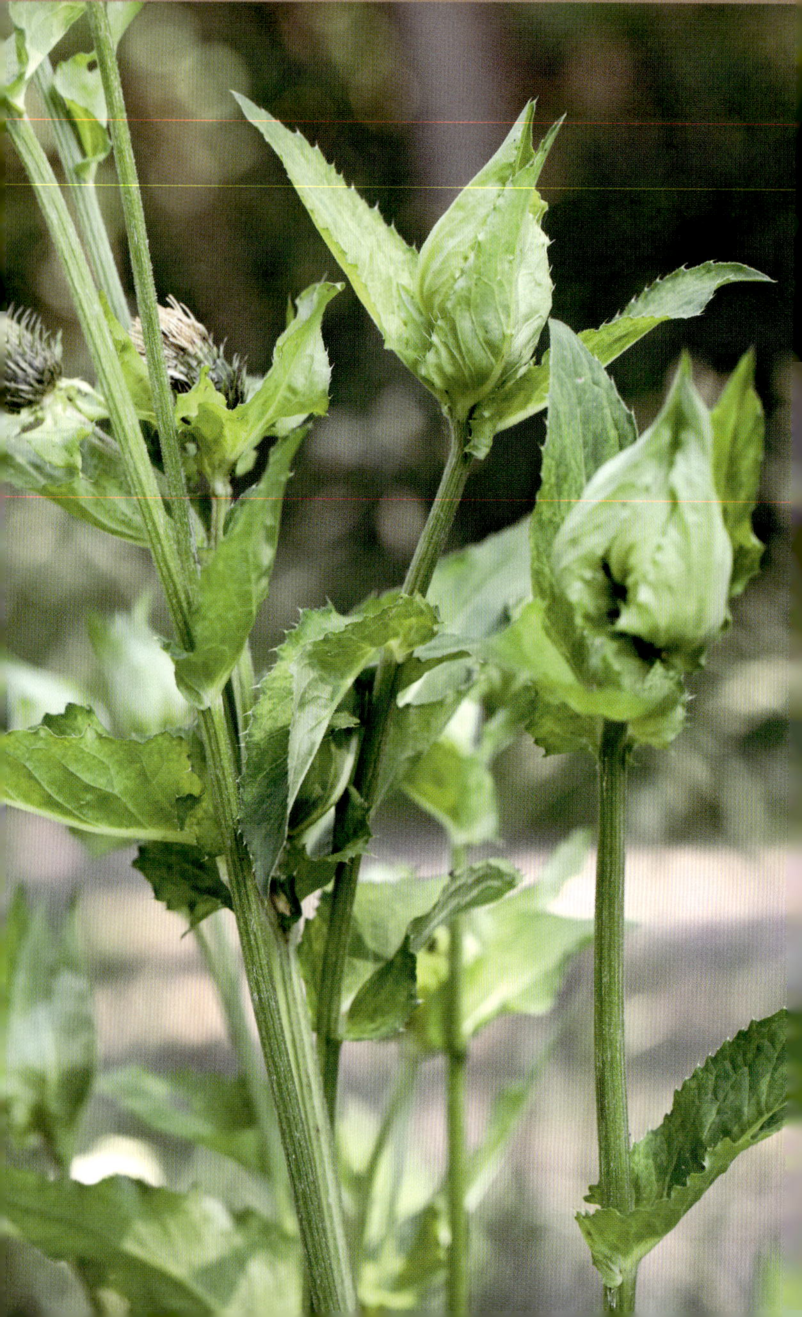

Darf ich vorstellen?

SO HEISST SIE: *Cirsium oleraceum*

SO SIEHT SIE AUS: 50–150 cm große Staude; **Blätter:** lanzettlich, fiederspaltig, gezähnt, weichdornig; **Blüte:** 25–40 mm, weißgelb, Hüllblätter dornig gezähnt

SIE BLÜHT VON: Juni–September

HIER WÄCHST SIE: Nass- und Feuchtwiesen, Auwälder, Ufer und Quellgebiete

KANN VERWECHSELT WERDEN MIT: –

Wann was sammeln?

Sie können die Blätter der Kohl-Kratzdistel von Mai bis September sammeln. Vorher wird es sich wegen der Größe kaum lohnen, und danach sind sie nicht mehr so saftig.

Schnelle Hilfe ...

- **KRAFTNAHRUNG UNTERWEGS:** Um an den Genuss der Kohl-Kratzdistel zu kommen, müssen Sie die Mittelrippe der großen Blätter herausschälen. Sie sind wässrig, mit einer leicht salzigen Note, und bieten an heißen Sommertagen eine wunderbare Erfrischung.

Da hilft sie noch

ALS HEILMITTEL INNERLICH: entkrampfend, stoffwechselanregend, bei Gicht, Rheuma.

ALS HEILMITTEL ÄUSSERLICH: Zahnschmerzen.

LECKER

Wie auch die anderen Kratzdisteln ist die Kohl-Kratzdistel nah verwandt mit der Artischocke und ihr Blütenknospenboden ebenso schmackhaft.
Leider ist die Genussausbeute nur sehr klein.

Labkraut

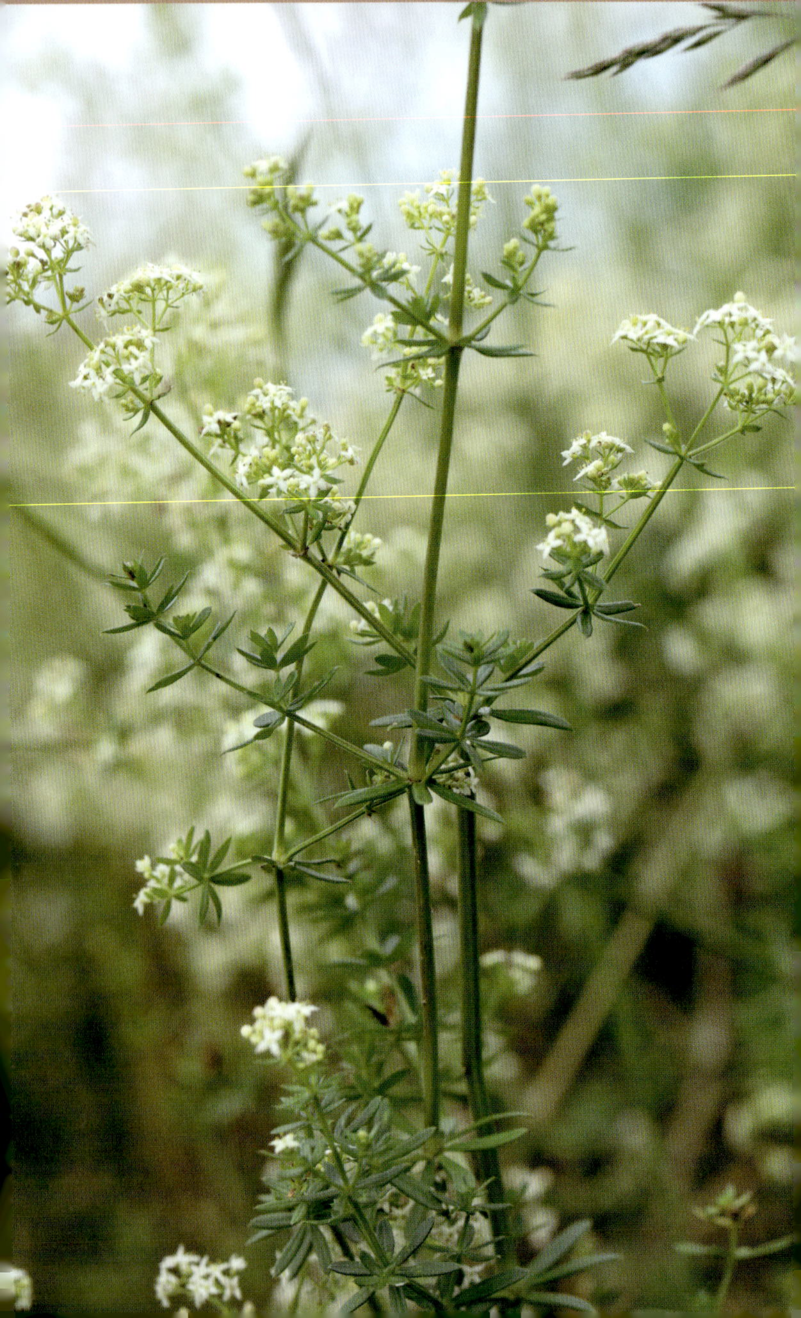

Darf ich vorstellen?

SO HEISST ES: Wiesen-L., *Galium mollugo*
SO SIEHT ES AUS: 30–150 cm hohe Staude;
Blätter: quirlständig; **Blüten:** 3–4 mm, weiß, lockere Trugdolden
ES BLÜHT VON: April–Oktober
HIER WÄCHST ES: Wegränder, Waldränder, Auwälder, Halbtrockenrasen
KANN VERWECHSELT WERDEN MIT: anderen Labkräutern, ungefährlich

Wann was sammeln?

Die jungen Stiele samt Blättern des Wiesen-Labkrauts können Sie fast die ganze schöne Jahreszeit hindurch sammeln. Es treibt ständig neu aus, wobei das Wachstum im Laufe der Zeit nachlässt.

Schnelle Hilfe ...

- **KRAFTNAHRUNG UNTERWEGS:** Die saftigen Stängel des häufig vorkommenden Wiesen-Labkrauts sind ein erfrischender Snack, der im Geschmack an grünen Salat erinnert.
- **GESCHWOLLENE LYMPHKNOTEN:** Bei leicht geschwollenen Lymphknoten können Sie das Kraut zerkauen oder zerstoßen und an den betroffenen Knoten einige Zeit einwirken lassen.

Da hilft es noch

ALS HEILMITTEL INNERLICH: regt den Lymphfluss an, wassertreibend.
ALS HEILMITTEL ÄUSSERLICH: regt den Lymphfluss an, bei leichten Verbrennungen, wundheilend.

LECKER

Auch gekocht in Suppen, Aufläufen oder im Pesto ist das Wiesen-Labkraut eine Bereicherung für jede Küche.

Knabbereien für Kids

Wer erinnert sich nicht, als Kind den Nektar aus den Blüten der Taubnessel gezuzelt zu haben. Es gab bestimmt auch ein paar mehr Pflänzchen, die man beim Spielen draußen geknabbert hat und unvergleichlich lecker fand. Denn Selbstgesammeltes schmeckte und schmeckt auch heute noch am besten. Um den erwachsenen Lesern unter Ihnen die Erinnerung an Kindertage wieder ins Gedächtnis zu rufen oder um Sie, falls Sie Kinder haben, zu beruhigen, dass die Knabbereien der Kleinen vollkommen in Ordnung sind, finden Sie im Folgenden eine kleine Liste an eben solchen Kindersnacks.

Tausendschönchen – das Gänseblümchen (Seite 48)

Diese kleine ach so treue Blume, die uns fast das ganze Jahr hindurch erfreut, ist eine echte Kinderblume. Ob in der Pflanzenheilkunde, in der Homöopathie oder als Kränzchen, Kette oder Armband, das Gänseblümchen, die kleine Sonnenfreundin, ist für die Kinder da. Ihre Süße versteckt sie hinter einer leicht krautigen Note, doch zu schmecken ist sie allemal.

Herzig – das Hirtentäschel (Seite 52)

Allein die Form der kleinen Schotenfrüchte ist verlockend. Diese netten Herzen laden regelrecht ein, gegessen zu werden. Selbst in einem schon etwas reiferen Stadium sind sie noch zart. Und ebenso zart ist die Schärfe ihres Geschmacks.

Weiß oder rot – der Klee (Seite 22)

Auf einer Wiese voller Klee können Kinder, die oft noch etwas mehr Geduld als die Erwachsenen haben, Stunden verbringen. Denn so ein Blütenköpfchen besteht aus vielen Einzelblüten, die es alle auszuzuzeln gilt, um an den süßen Nektar zu gelangen. Fast so wie eine kleine Biene, die sich an einer Blüte nach der anderen labt.

Weiße Taubnessel (Seite 36)

Die Taubnessel macht es einem schon etwas leichter als der Klee. Ihre Blüten sind größer und tragen mehr Nektar in sich, sodass man schneller vorankommt, um eine gewisse Menge am „süßen Saft zu trinken". Die Blüten gleich im Ganzen zu essen ist sowohl bei der Taubnessel als auch beim Klee eine legitime Option ...

Rot und rund – die Wald-Erdbeere (Seite 38)

Keine Frage, hier haben wir den Höhepunkt manch eines Spaziergangs oder einer Wanderung. Sie sind einfach die Besten. An diesen Geschmack reicht keine Erdbeere aus dem Supermarkt heran, und natürlich haben Ihre Kleinen sie selbst gesammelt und entdeckt. Mehr braucht man zur Wald-Erdbeere eigentlich nicht zu sagen ...

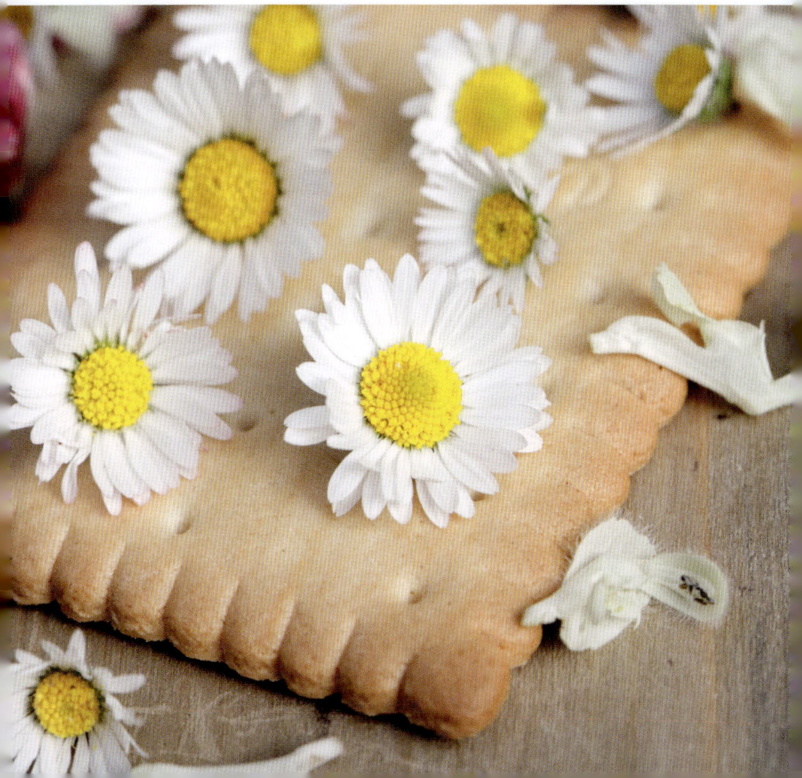

Löwenzahn

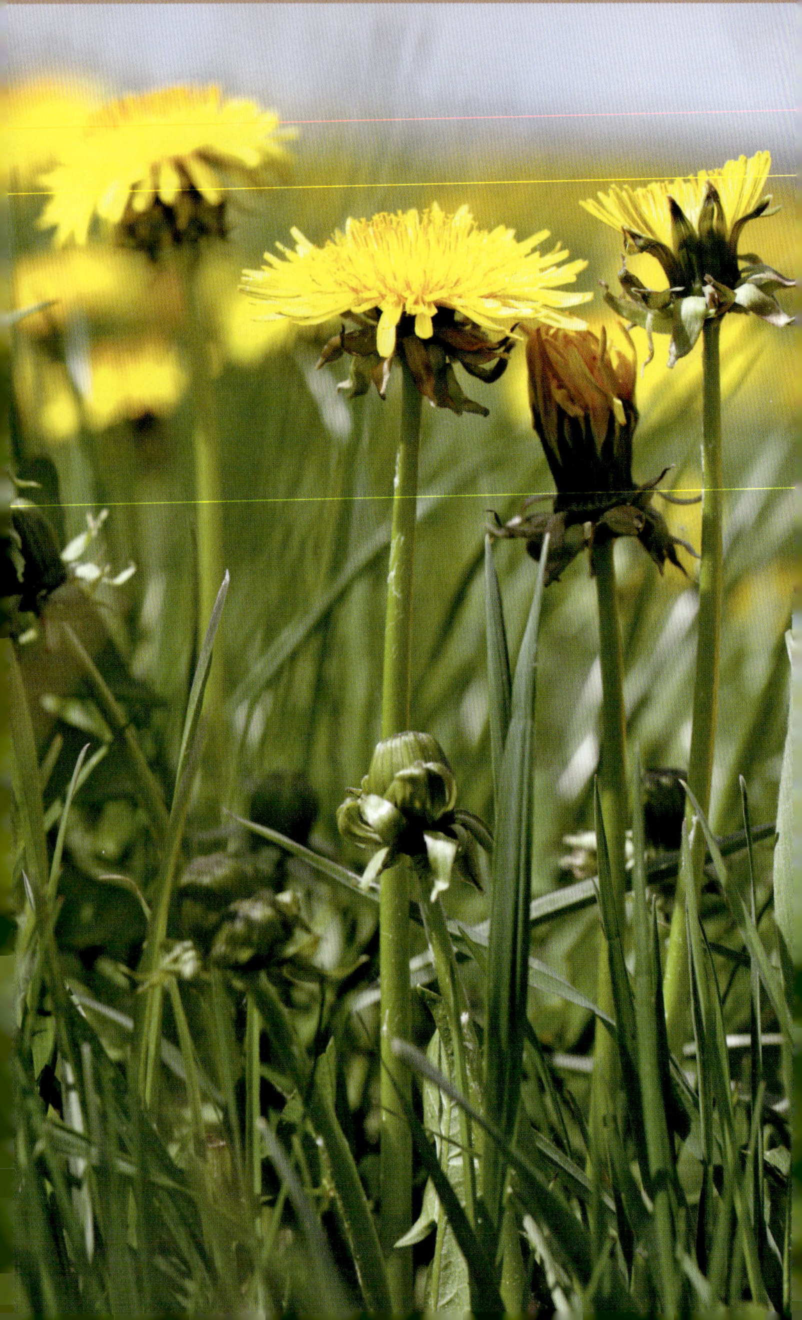

Darf ich vorstellen?

SO HEISST ER: *Taraxacum officinale*
SO SIEHT ER AUS: 5–50 cm hohe Staude mit Milchsaft; **Blätter:** Grundrosette, tief buchtig; **Stängel:** hohl; **Blüte:** 35–55 mm, gelb, Hüllblätter oft nach unten geschlagen
ER BLÜHT VON: April–Juni (einzelne Individuen auch mal zwischendurch oder ein zweites Mal im Herbst)
HIER WÄCHST ER: Fettwiesen und -weiden, Wegränder, Dämme
KANN VERWECHSELT WERDEN MIT: Milchkraut, Ferkelkraut, ungefährlich

Wann was sammeln?

Die Blütenstängel können Sie zwischen März und Juni pflücken.

Schnelle Hilfe ...

- **KRAFTNAHRUNG UNTERWEGS:** Die Blütenstängel sind bitter, aber unglaublich belebend und gesund. Bei sich ankündigender Müdigkeit 2–4 davon langsam kauen – Sie werden den Effekt augenblicklich spüren.

Da hilft er noch

ALS HEILMITTEL INNERLICH: stoffwechselanregend, leber-, nieren-, herzstärkend, bindegewebsstärkend, beruhigend, bei Gicht, Rheuma, Harnwegsentzündungen.

LECKER

Eine kleine Delikatesse sind die angebratenen Blütenknospen. Und wenn Sie angeschlitzte Stängel in Wasser legen, kringeln sich diese ein und können so jeden Salat verspielt dekorieren.

Schlehe

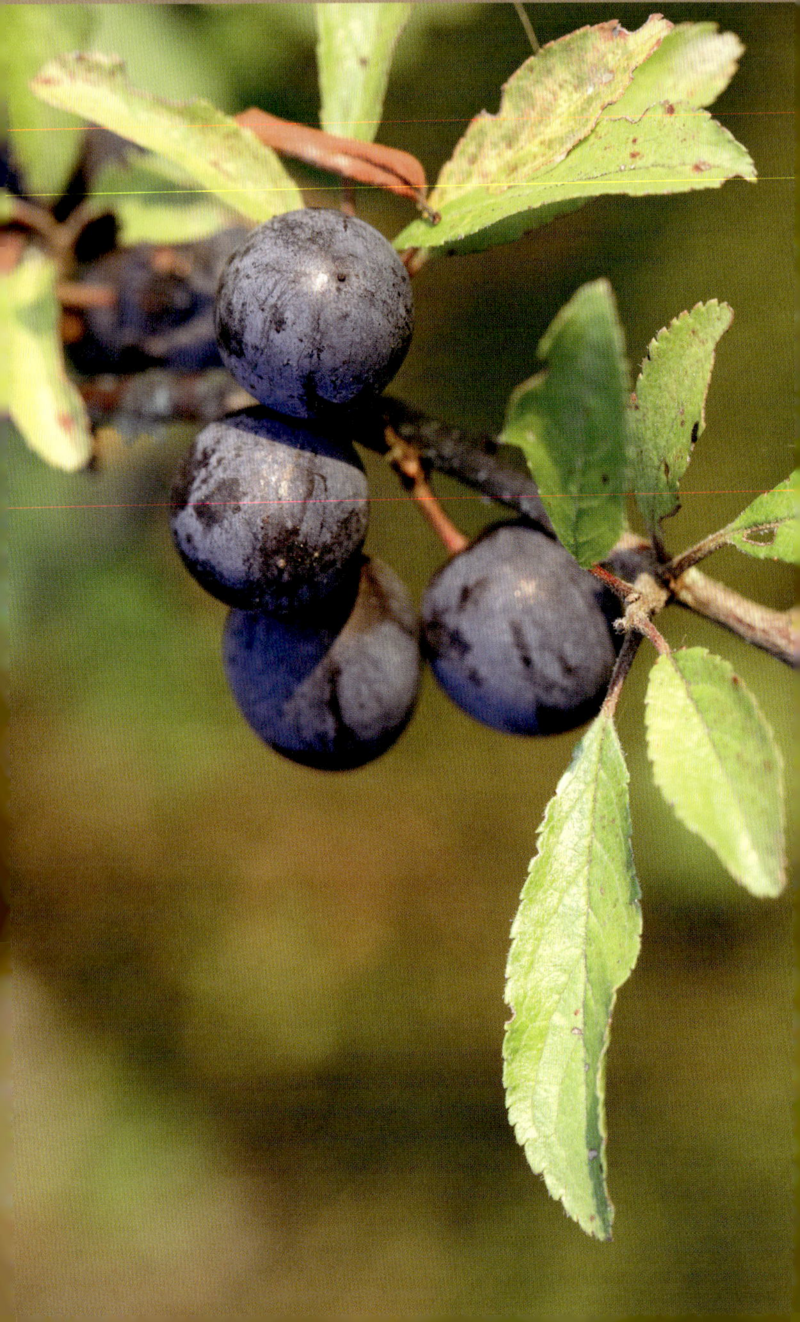

Darf ich vorstellen?

SO HEISST SIE: *Prunus spinosa*
SO SIEHT SIE AUS: bis zu 4 m hoher dorniger Strauch; **Rinde:** rauchschwarz; **Blätter:** eiförmig, zum Stiel hin schmaler; **Blüte:** weiß, an kurzen Stielen; **Früchte:** schwarzblau
SIE BLÜHT VON: März–April
HIER WÄCHST SIE: Hecken, Waldränder, Gebüsche
KANN VERWECHSELT WERDEN MIT: –

Wann was sammeln?

Die Beeren können Sie nach dem ersten Frost sammeln, davor sind sie geschmacklich noch zu zusammenziehend. Die Blätter lassen sich von Mai bis September verwenden.

Schnelle Hilfe ...

- **KRAFTNAHRUNG UNTERWEGS:** Die Beeren sind voller Vitamine. Herb und erfrischend im Geschmack, stehen sie dem Wanderer vor allem zu einer Jahreszeit zu Verfügung, in der es sonst nicht viel gibt: im Winter.
- **BEI WUNDEN:** Die Blätter werden traditionell eigentlich nicht für die Wundbehandlung benutzt, allerdings besitzen sie wie alle Rosengewächse einen hohen Gehalt an Gerbstoffen und wirken dadurch zusammenziehend und blutstillend. Blätter zerreiben oder zerkauen und auf die Wunde geben.

Da hilft sie noch

ALS HEILMITTEL INNERLICH: nierenanregend, stoffwechselanregend, bei Rheuma, Gicht, Erkältungen, Heuschnupfen.
ALS HEILMITTEL ÄUSSERLICH: Zahnfleischbluten.

LECKER

Als Likör sind die Beeren fabelhaft, und ein Schuss Saft bereichert den Geschmack von jedem Weihnachtspunsch.

Springkraut

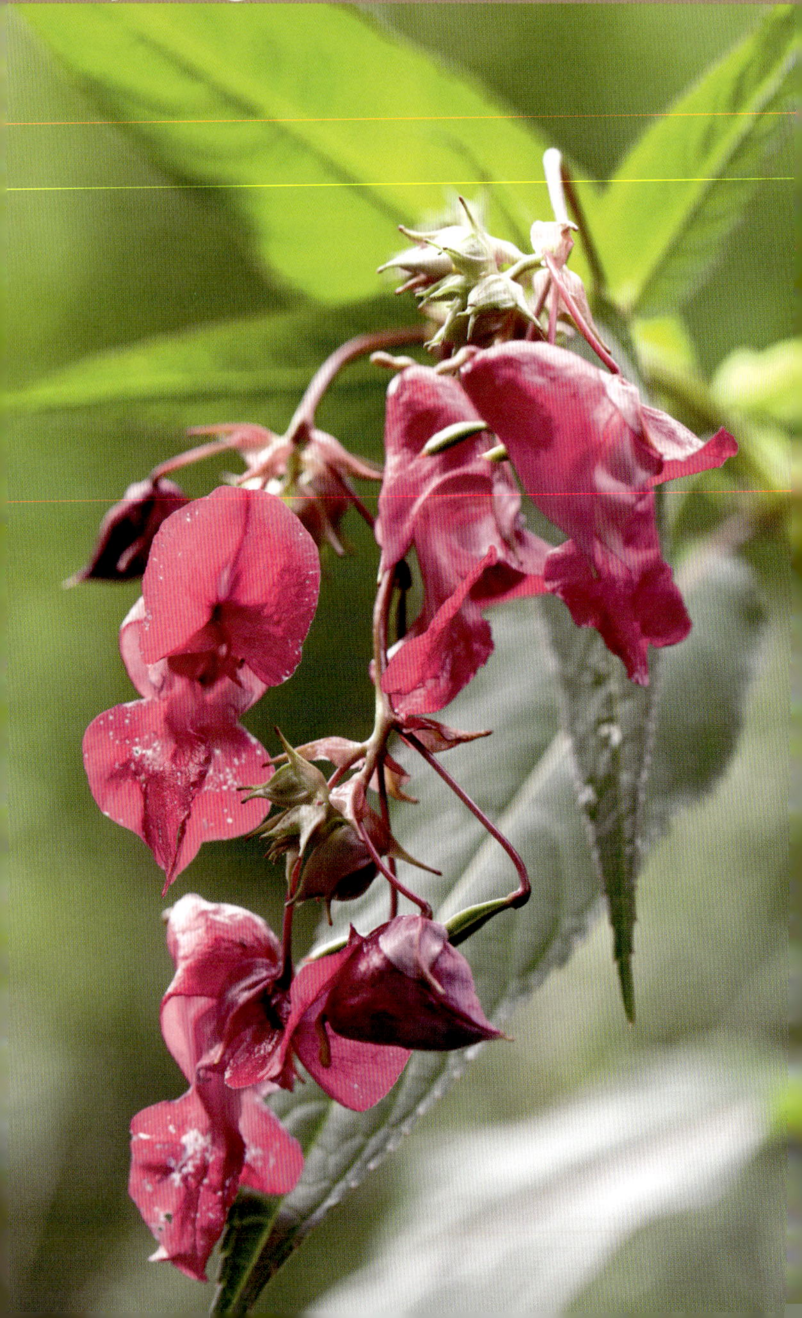

Darf ich vorstellen?

SO HEISST ES: Indisches S., *Impatiens glandulifera*
SO SIEHT ES AUS: 50–200 cm groß, einjährig;
Blätter: lang, leicht gesägt, meist gegenständig;
Stängel: grün mit breiten rötlichen Streifen;
Blüte: 20–40 mm, rosa bis magenta, mit dickem Sporn
ES BLÜHT VON: Juli–September
HIER WÄCHST ES: Gärten, Flussufer, auf nassen, nährstoffreichen oder sandigen Böden
KANN VERWECHSELT WERDEN MIT: –

Wann was sammeln?

Sie können die Samen von September bis Oktober sammeln. Beim Ernten müssen Sie nur darauf achten, dass Ihre Hand beim Öffnen, eigentlich nur Berühren der Schoten einigermaßen geschlossen ist – es handelt sich schließlich um ein Springkraut ...

Schnelle Hilfe ...

- **KRAFTNAHRUNG UNTERWEGS:** Die schwarzen Samen sind etwas größer als Sesamsaat und haben ein sehr feines Nussaroma.
- **BEI INSEKTENSTICHEN:** Zerreiben Sie das Kraut und geben es auf den juckenden Stich.
- **BEI BRENNESSELVERBRENNUNGEN:** Hier können Sie genauso verfahren wie bei den Insektenstichen.

Da hilft es noch

ALS HEILMITTEL ÄUSSERLICH: Pilzinfektionen der Haut.

LECKER

Die Samen sind auch geröstet eine echte Delikatesse und verfeinern manches Gericht, sogar das Morgenmüsli.

Staudenknöterich

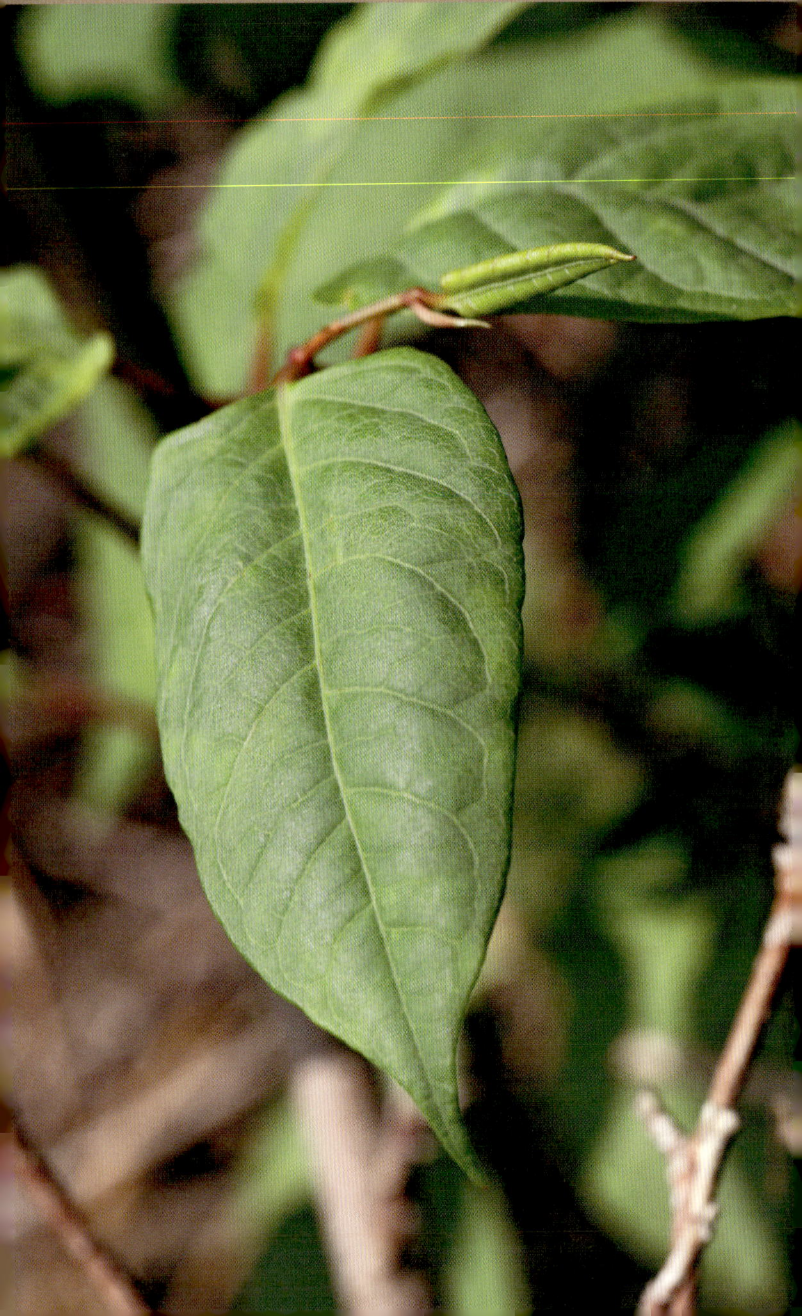

Darf ich vorstellen?

SO HEISST ER: Japanischer S., *Reynoutria japonica*
SO SIEHT ER AUS: 1–3 m große Staude;
Blätter: eiförmig, 5–14 cm lang, bis zu 13 cm breit;
Blüte: sehr klein, weiß, hängen ährenartig zusammen
ER BLÜHT VON: Juli–September
HIER WÄCHST ER: Ufer, Schuttplätze, Waldränder, Kahlschläge, Böschungen
KANN VERWECHSELT WERDEN MIT: Sachalin-Staudenknöterich, ungefährlich

Wann was sammeln?

Die jungen, noch glänzenden Triebe erinnern ein wenig an Bambus mit roten Sprenkeln. Sie können von Ende März bis Mai geerntet werden. Nach einem Kahlschnitt vor der Blüte treibt er wieder aus, sodass sich auch die Ernteperiode verlängert.

Schnelle Hilfe ...

- **KRAFTNAHRUNG UNTERWEGS:** Der fein säuerliche Geschmack der geschälten jungen Triebe erinnert an Rhabarber und ist wie dieser sehr erfrischend.

Da hilft er noch

ALS HEILMITTEL INNERLICH: antiseptisch, bei Borreliose, schleimlösend, hustenstillend, blutdrucksenkend, schmerzstillend, entgiftend, bei Menstruations- und Wechseljahrsbeschwerden.

LECKER

Die jungen, geschälten Stängel können Sie auch als pflanzliche Cannelloni verwenden oder zu Kompott, Rhabarberkuchenersatz, Marmelade etc. verarbeiten.

Weißdorn

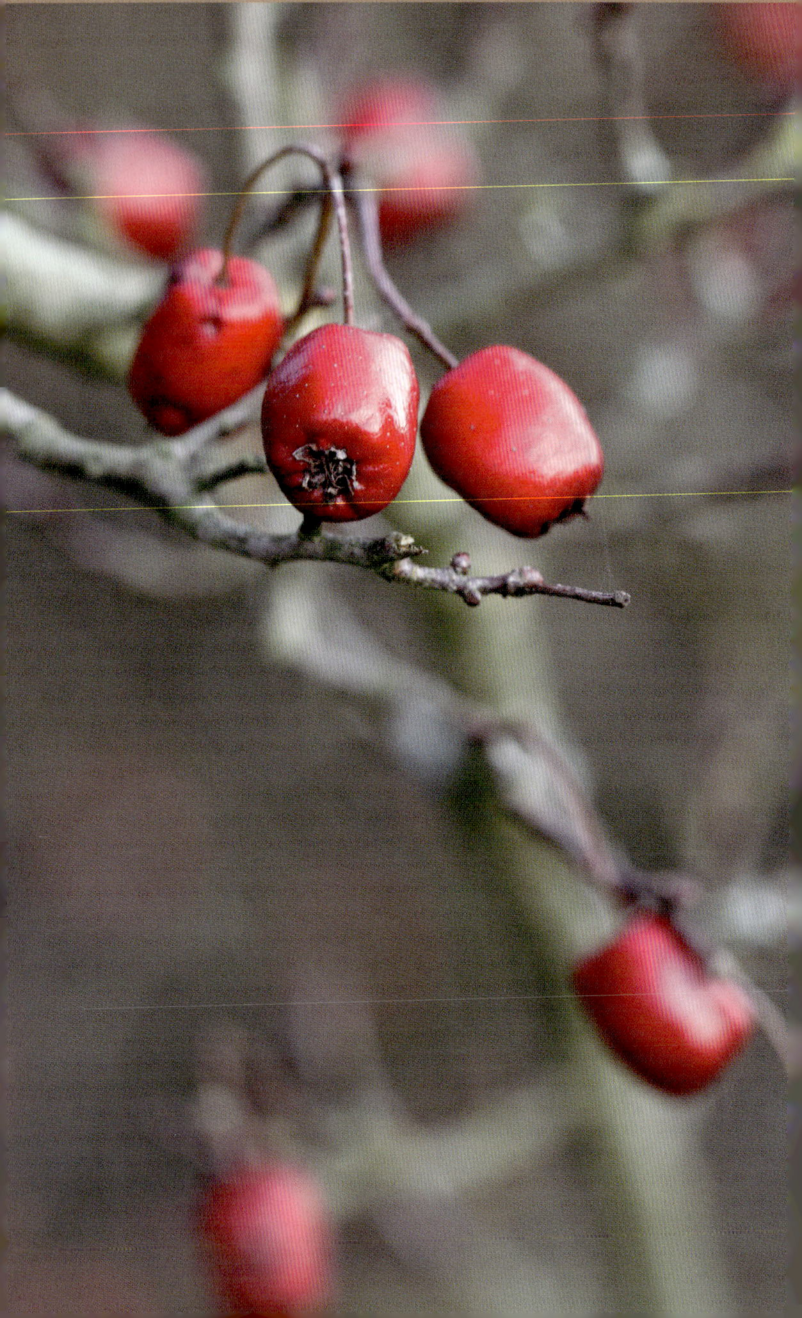

Darf ich vorstellen?

SO HEISST ER: Eingriffliger W., *Crataegus monogyna*; Zweigriffliger W., *C. laevigata*
SO SIEHT ER AUS: bis zu 10 m hoher dorniger Strauch; **Rinde:** rotbraun; **Blätter:** oval, tief eingebuchtet, 3–5-lappig; **Blüte:** weiß, in aufrechten Trugdolden; **Früchte:** blutrot
ER BLÜHT VON: Mai–Juni
HIER WÄCHST ER: Hecken, Waldränder
KANN VERWECHSELT WERDEN MIT: –

Wann was sammeln?

Stellenweise schon ab August bis Ende Oktober können Sie die roten reifen Beeren sammeln.

Schnelle Hilfe ...

- **KRAFTNAHRUNG UNTERWEGS:** Die Beerchen des Weißdorns haben zunächst einen etwas faden, süßlichen Geschmack. Je mehr man aber davon isst, umso leckerer werden sie. Sie sind eine stark Vitamin-C–haltige Knabberei für unterwegs. Und noch dazu erhöhen sie die Sauerstoffaufnahme ins Blut, machen uns also bei langen Wanderungen auch im Gebirge leistungsfähiger.
- **BEI WUNDEN:** Blätter zerreiben oder zerkauen und auf die Wunde geben. Beim Weißdorn verhält es sich bei dieser Anwendung wie bei der Schlehe (Seite 87).

Da hilft er noch

ALS HEILMITTEL INNERLICH: blutdruckregulierend, bei Herzleiden, Schlafstörungen, Nervosität, Schwindel, Angstzuständen, Zittern, Kreislaufstörungen, Verspannungen.

LECKER

Aus den Beerchen lässt sich auch ein feiner Likör oder ein Fruchtmus herstellen.

Wiesen-Bärenklau

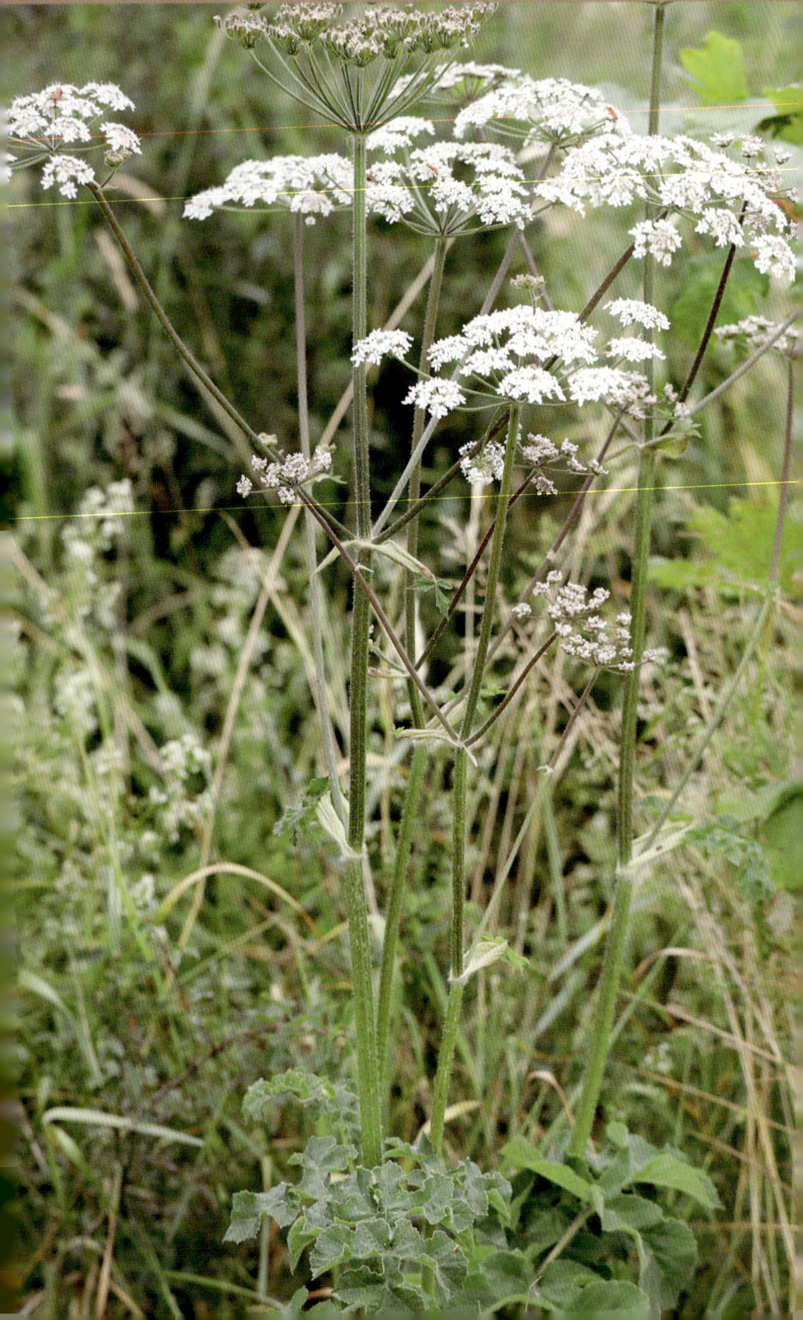

Darf ich vorstellen?

SO HEISST ER: *Heracleum sphondylium*

SO SIEHT ER AUS: 50–150 cm hoch, zwei- bis mehrjährig, stark behaart; **Blätter:** 1- bis 2-fach gefiedert, im Gesamtbild leierförmig; stark gefurchter Stängel; **Blüte:** bis zu 25 cm große, weiße Dolde mit vergrößerten äußeren Kronblättern

ER BLÜHT VON: April–September

HIER WÄCHST ER: Wiesen, Waldrand

KANN VERWECHSELT WERDEN MIT: Riesen-Bärenklau (Herkulesstaude), dessen Erscheinung und Blätter sind aber bedeutend größer, deutlich grob gezähnt, scharf zugespitzt und nur auf der Unterseite leicht kurz borstig behaart. Gefährlich!

Wann was sammeln?

Die Stängel und Knospen von Mai bis August, die Blätter von April bis Mai.

Schnelle Hilfe...

- **KRAFTNAHRUNG UNTERWEGS:** Die Blattstiele und die Blütenstängel sind eine sehr erfrischende und sehr nährstoffreiche Rohkost, sollten allerdings, je älter sie werden, von den Faseranteilen befreit werden. Die im Hüllblatt eingepackten Knospen sind auch sehr gut, etwas weniger erfrischend, „dafür“ etwas bitterer. Wenn einem die jungen Blätter nicht zu haarig sind, kann man auch diese als Rohkost verzehren.
- **BEI INSEKTENSTICHEN:** Gegen den Juckreiz und die Schwellung das zerkaute oder zerriebene Kraut auf die betroffenen Stelle geben.

Da hilft er noch

ALS HEILMITTEL INNERLICH: Blähungen, harntreibend, Husten, Bluthochdruck, stärkend, krampflösend.

ALS HEILMITTEL ÄUSSERLICH: Abszesse, schmerzlindernd.

LECKER

Die jungen Blätter bereichern sowohl roh als gekocht den Speiseplan.

Outdoor Life Hacks

Bei Pannen aller Art helfen zum Beispiel Waldrebe, Ahorn, Königskerze und Weide als Schnurersatz, Deo, Klopapier oder Zahnbürste.

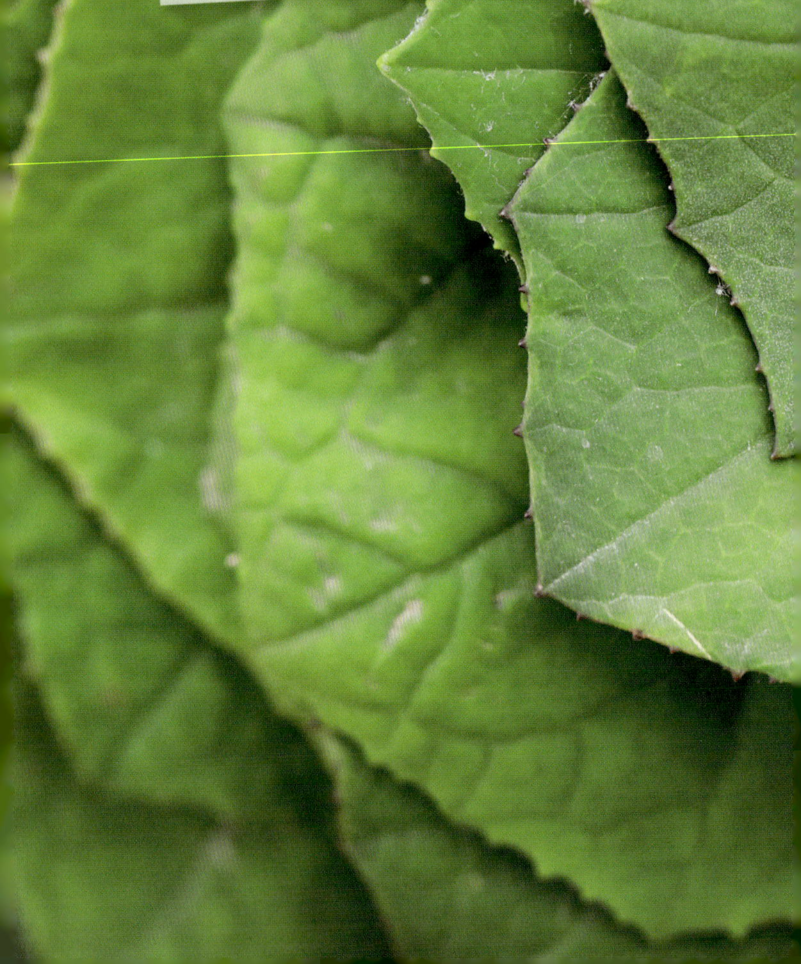

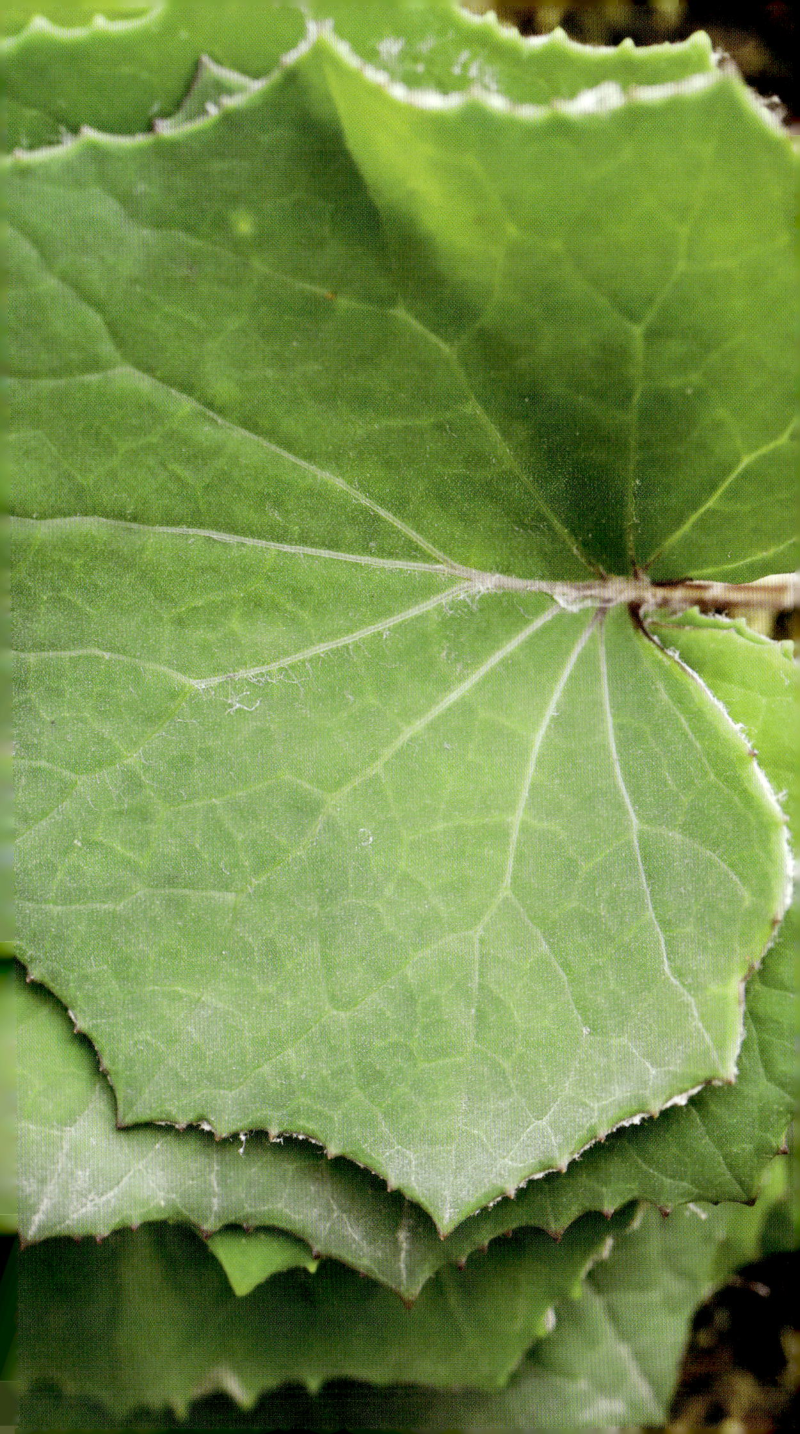

Ahorn

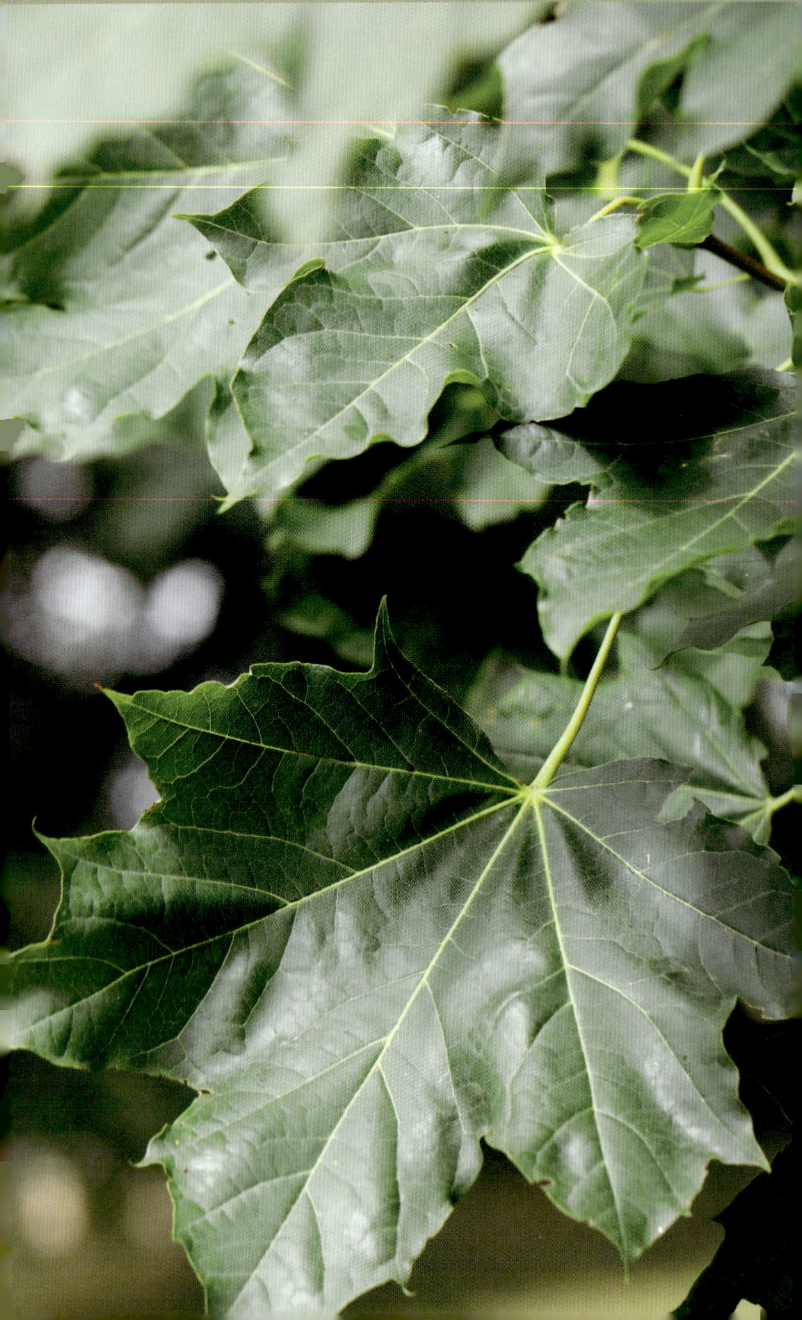

Darf ich vorstellen?

SO HEISST ER: Spitz-Ahorn, *Acer platanoides*; Berg-Ahorn, *A. pseudoplatanus*

SO SIEHT ER AUS: 25–30 m hoher Baum mit feinrissiger, dunkelgrauer Rinde – der Berg-Ahorn bekommt mit zunehmendem Alter eine silber bis graubraune abschuppende Rinde; **Blätter:** 10–15 cm lang, handförmig, gezähnt – beim Spitz-Ahorn im Herbst gelb-rot; **Blüte:** grün, in Rispen angeordnet

ER BLÜHT VON: März–April

HIER WÄCHST ER: Schlucht-Auwälder, Laubwald, Parks

KANN VERWECHSELT WERDEN MIT: Feld- oder anderen Ahornarten, ungefährlich

Wann was sammeln?

Die Blätter können ab April gesammelt werden und behalten ihre kühlende und geruchshemmende Eigenschaft mit leicht abnehmender Wirksamkeit bis in den August hinein bei.

Schnelle Hilfe...

- **ALS DEO:** Die Blätter können als Deoersatz genutzt werden. Sie haben eine leicht geruchsbindende und kühlende Eigenschaft und können zu diesem Zweck unter den Achseln zerrieben werden.
- **ZUM KÜHLEN:** Die Blätter beider Bäume als Umschlag bei Schwellungen oder Stichen anlegen.
- **BEI MÜDEN FÜSSEN:** Einfach ein Blatt zur Erfrischung unter die Fußsohle legen.
- **KRAFTNAHRUNG UNTERWEGS:** Die jungen Ahornblätter sind ein nahrhafter, mild schmeckender Snack.

Da hilft er noch

ALS HEILMITTEL INNERLICH: fiebersenkend, stoffwechselanregend, nerventonisierend, entkrampfend.

ALS HEILMITTEL ÄUSSERLICH: wundheilend, hautregenerierend, juckreizhemmend.

LECKER

Die honigähnlich duftenden und schmeckenden Blüten dienen zum Verfeinern von Quarkspeisen.

Birke

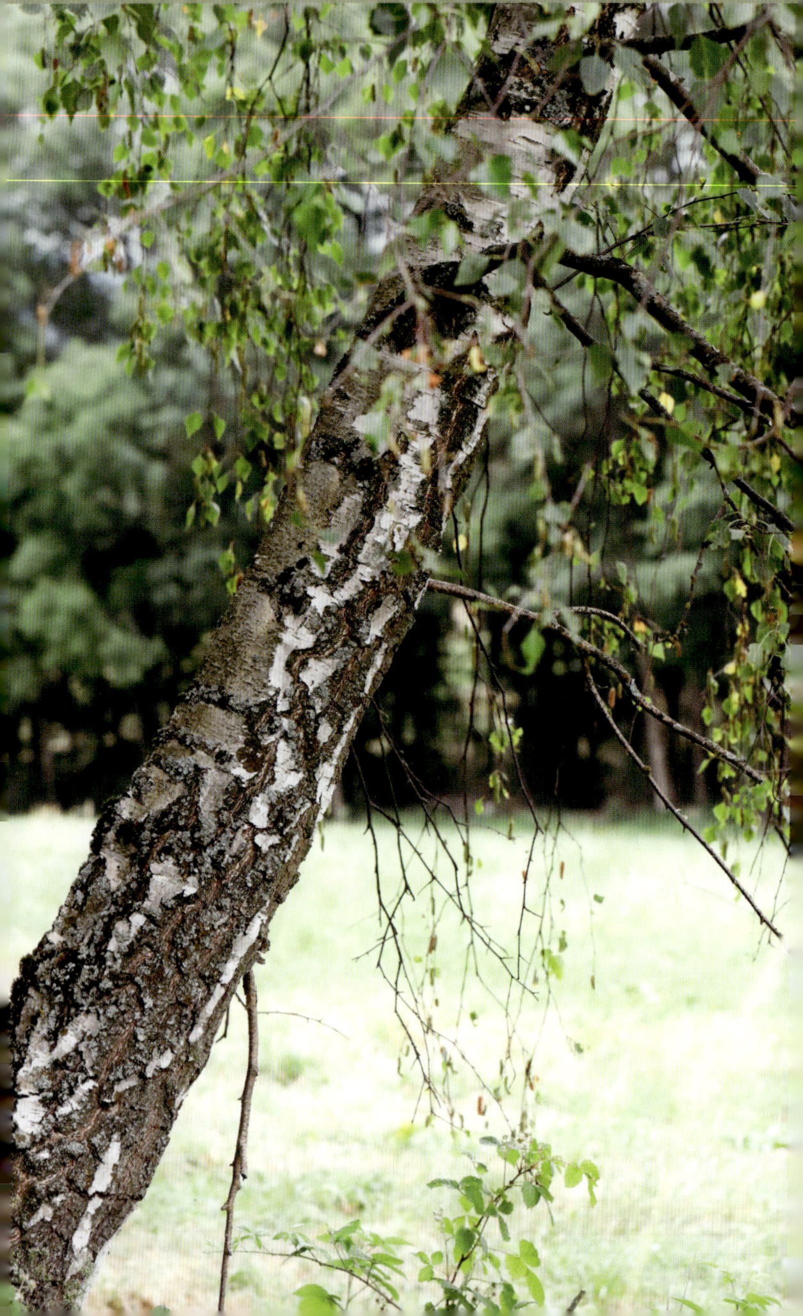

Darf ich vorstellen?

SO HEISST SIE: Hänge-Birke, *Betula pendula;* Moor-B., *B. pubescens*
SO SIEHT SIE AUS: bis zu 30 m hoher Baum mit weißer Rinde; **Blätter:** dreieckig, spitz, gezähnt; **Blüte:** weiblich: grünliche Kätzchen, zunächst aufrecht, dann hängend; männlich: gelbe, lange, ungestielte Kätzchen
SIE BLÜHT VON: März–Mai
HIER WÄCHST SIE: Waldlichtungen, Geröllhalden, Brachen, feuchte Böden, Moore
KANN VERWECHSELT WERDEN MIT: –

Wann was sammeln?

Für eine Anzündhilfe kann die Rinde abgestorbener Äste oder ganzer Bäume das ganze Jahr über gesammelt werden. Die jungen Blätter eignen sich als Knabberei nur bis in den Mai.

Schnelle Hilfe…

- **ALS ANZÜNDHILFE:** Die stark teerhaltige Rinde brennt selbst dann sehr gut an, wenn sie nass oder feucht ist. Sie ist ein idealer Feueranzünder. Ein Lagerfeuer darf aber nur an ausgeschriebenen Örtlichkeiten und falls keine Waldbrandgefahr besteht, entzündet werden! Zum Anzünden eines Ofenfeuers in einer Hütte leistet die Birkenrinde natürlich auch gute Dienste.
- **KRAFTNAHRUNG UNTERWEGS:** Die jungen Blatttriebe und Blätter der Birke sind relativ früh dran und sind bis in den Mai eine erfrischende, mineralreiche „Knabberei“.

Da hilft sie noch

ALS HEILMITTEL INNERLICH: entwässernd, nierenanregend, Harnwegsentzündungen, stoffwechselanregend, Rheuma, Gicht.
ALS HEILMITTEL ÄUSSERLICH: Hautausschläge, Fußschweiß, Rheuma, Gicht, Haarschuppen.

LECKER

Ein aus den jungen Trieben hergestellter Sirup ist ein leckeres, stoffwechselanregendes Getränk.

Frauenhaarmoos

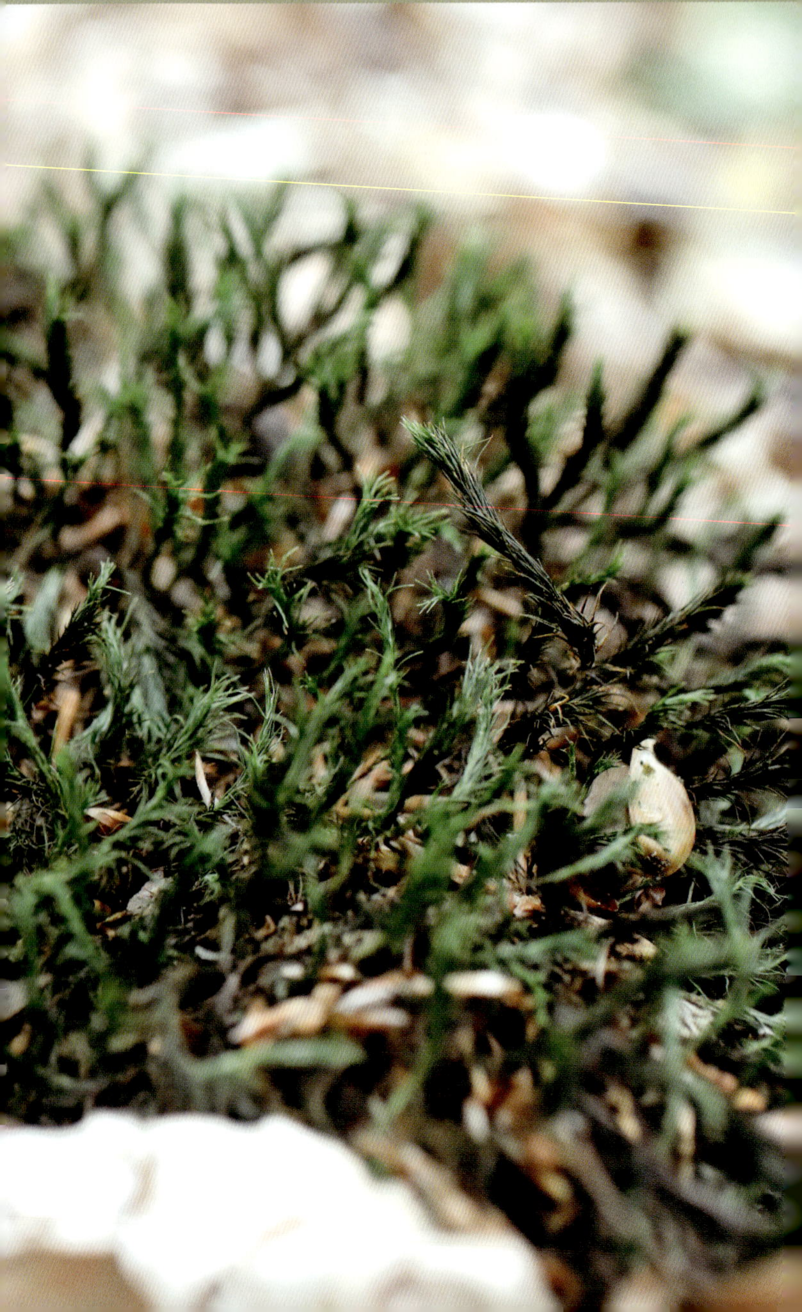

Darf ich vorstellen?

SO HEISST ES: *Polytrichum formosum*

SO SIEHT ES AUS: das blau bis dunkelgrüne Moospolster ähnelt zusammengesetzten Sternchen (Blattsternchen genannt); 5–15 cm hohe Stängel, meist unverzweigt, mit 9–12 mm langen, grob gesägten Blättern; gelbbraune Sporenkapsel auf 4–8 cm langen, rötlich gelben Stielen

BLÜTEZEIT: da es sich hier um ein Moos handelt, gibt es keine Blüte wie bei den Samenpflanzen.

HIER WÄCHST ES: Misch- und Nadelwald

KANN VERWECHSELT WERDEN MIT: anderen Moosen, ungefährlich

Wann was sammeln?

Das Frauenhaarmoos kann zu jeder Zeit gesammelt werden. Für die genannten Anwendungen können Sie auch andere Moose nutzen, das Frauenhaarmoos ist jedoch das häufigste Moos unserer Wälder.

Schnelle Hilfe...

- **ALS KLOPAPIER:** Moos besitzt eine starke Saugfähigkeit, ist weich und oft noch leicht feucht von Tau oder Regen, also ein perfektes Klopapier der Natur. Sie sollten es nur vorher von eventuell herabgefallenen Nadeln befreien.
- **ALS DAMENBINDE:** Falls die Periode unerwartet eintritt, können Sie sich etwas trockenes Moos mit einem Taschentuch darüber in die Unterhose legen. Das Taschentuch gibt ein komfortableres Tragegefühl und das Moos nimmt die Blutung wie ein kleiner Schwamm auf.
- **ALS KOMPRESSE:** Bei äußerlichen Verletzungen oder bei Zerrungen kann das Moos die betroffenen Stelle nach dem Verbinden polstern, bzw. stabilisieren (im Fall einer Zerrung beispielsweise zwischen die Verletzung und eine improvisierte Schiene legen). Früher nutzte man es auch als direkte Wundauflage

Da hilft es noch

ALS HEILMITTEL INNERLICH: Hals-, Mandel-, Ohrentzündungen, Unterleibsschmerzen.

ALS HEILMITTEL ÄUSSERLICH: antiseptisch, wundheilend, Ekzeme.

Huflattich

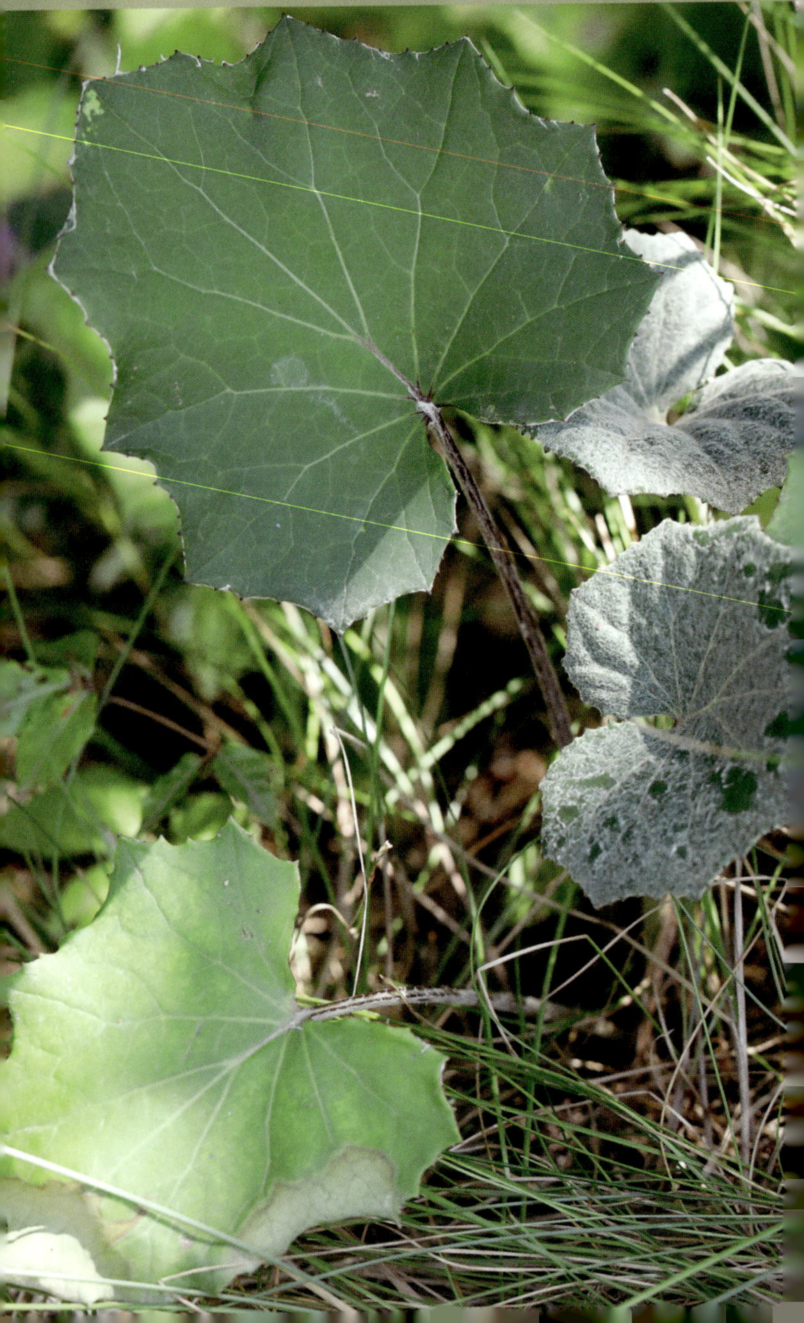

Darf ich vorstellen?

SO HEISST ER: *Tussilago farfara*
SO SIEHT ER AUS: 10–30 cm große Staude; **Blätter:** huf- bis herzförmig, gezähnt, Unterseite mit weißem Flaum, junge Blätter ganz eingehüllt in Flaum; **Blüte:** gelbe Körbchen, Blütenstiele weiß mit rötlichen Schuppen
ER BLÜHT VON: März–April
HIER WÄCHST ER: Schuttplätze, Äcker, Wegränder, auf frischen bis feuchten, aber auch steinigen Böden
KANN VERWECHSELT WERDEN MIT: Blätter: Pestwurz, ungefährlich

Wann was sammeln?

Die Blätter sind ab Mitte April bereits groß genug, um sie als Toilettenpapier nutzen zu können, zu diesem Zweck stehen sie bis Oktober zur Verfügung.

Schnelle Hilfe...

- **ALS KLOPAPIER:** Wenn sich weder Klopapier noch Taschentücher im Rucksack finden lassen, der Drang aber unausweichlich ist, kann der Huflattich Abhilfe schaffen. Die Blätter sind weich und durch den Flaum saugfähig. Weiteres „florales" Klopapier bietet die Klette, die Königskerze oder die Pestwurz.
- **BEI ERKÄLTUNGEN:** Bei kratzendem Hals können Sie die stark schleimstoffhaltigen Blätter (möglichst junge) langsam kauen – die darin enthaltene Menge an leberschädlichen Pyrrolizidinalkaloiden kann erst bei längerer kurmäßiger Einnahme kritisch werden.
- **BEI INSEKTENSTICHEN:** Blätter zerkauen oder zerreiben und auf die betroffene Stelle geben.

Da hilft er noch

ALS HEILMITTEL INNERLICH: Husten, Schnupfen, Entzündungen im Mund-Rachen-Raum.
ALS HEILMITTEL ÄUSSERLICH: Ekzeme, Jucken, Hautentzündungen.

LECKER

Die Blütenstiele kann man blanchieren und mit Butter und Salz als Spargelersatz essen.

Kiefer

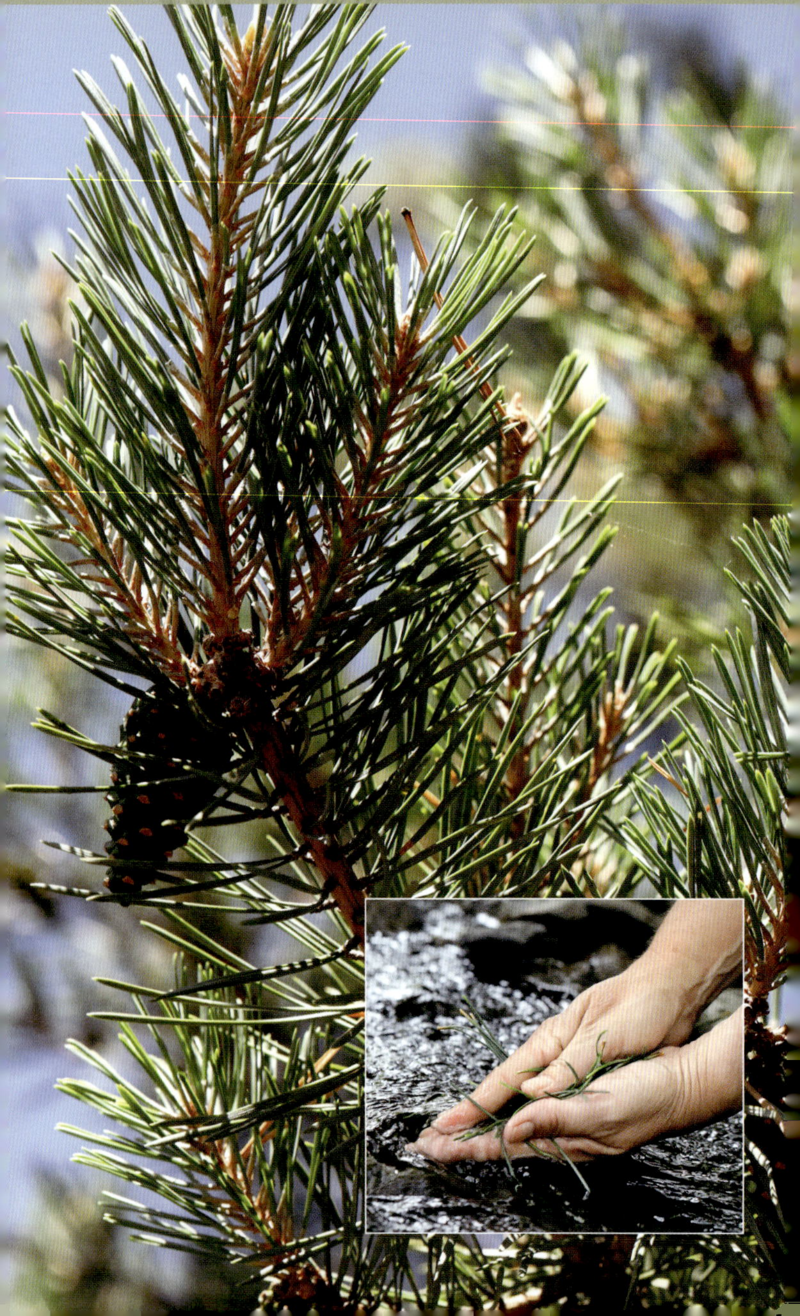

Darf ich vorstellen?

SO HEISST SIE: Wald-Kiefer, *Pinus sylvestris*
SO SIEHT SIE AUS: bis zu 40 m hoher Baum;
Rinde: rotbraun, mit abblätternden Schuppenplatten;
Nadeln: 5–8 cm lang, grün bis graugrünlich;
Blüte: weiblich: zapfenartig, magentafarben, einzeln oder zu mehreren an der Triebspitze, kugelig; männlich: kätzchenartig, gelb, eiförmig
SIE BLÜHT VON: April–Mai
HIER WÄCHST SIE: Wälder in Küstennähe, in der Ebene und den Alpen
KANN VERWECHSELT WERDEN MIT: Schwarzkiefer, ungefährlich

Wann was sammeln?

Zum Händewaschen können Sie die Nadeln das ganze Jahr hindurch nutzen.

Schnelle Hilfe...

- **ALS SEIFE:** Fehlt es an Seife, können Sie die Nadeln der Kiefer stattdessen benutzen. Zerreiben sie diese im Wasser zwischen den Händen. Die ätherischen Öle der Kiefer sind nicht nur desinfizierend, sondern riechen auch erfrischend und beruhigend.
- **BEI WUNDEN:** Das frische Harz der Kiefer dient dem Wanderer genauso gut zur Wundbehandlung wie das Harz der Fichte (siehe Seite 15).

Da hilft sie noch

ALS HEILMITTEL INNERLICH: Erkältungskrankheiten, Schwächezustände, Blasenentzündung.
ALS HEILMITTEL ÄUSSERLICH: Bronchialleiden, Schlafstörungen, Abgeschlagenheit, Rheuma, Hautleiden.

LECKER

Die jungen Triebe können zu einem ätherisch-säuerlichen Sirup gekocht werden.

Königskerze

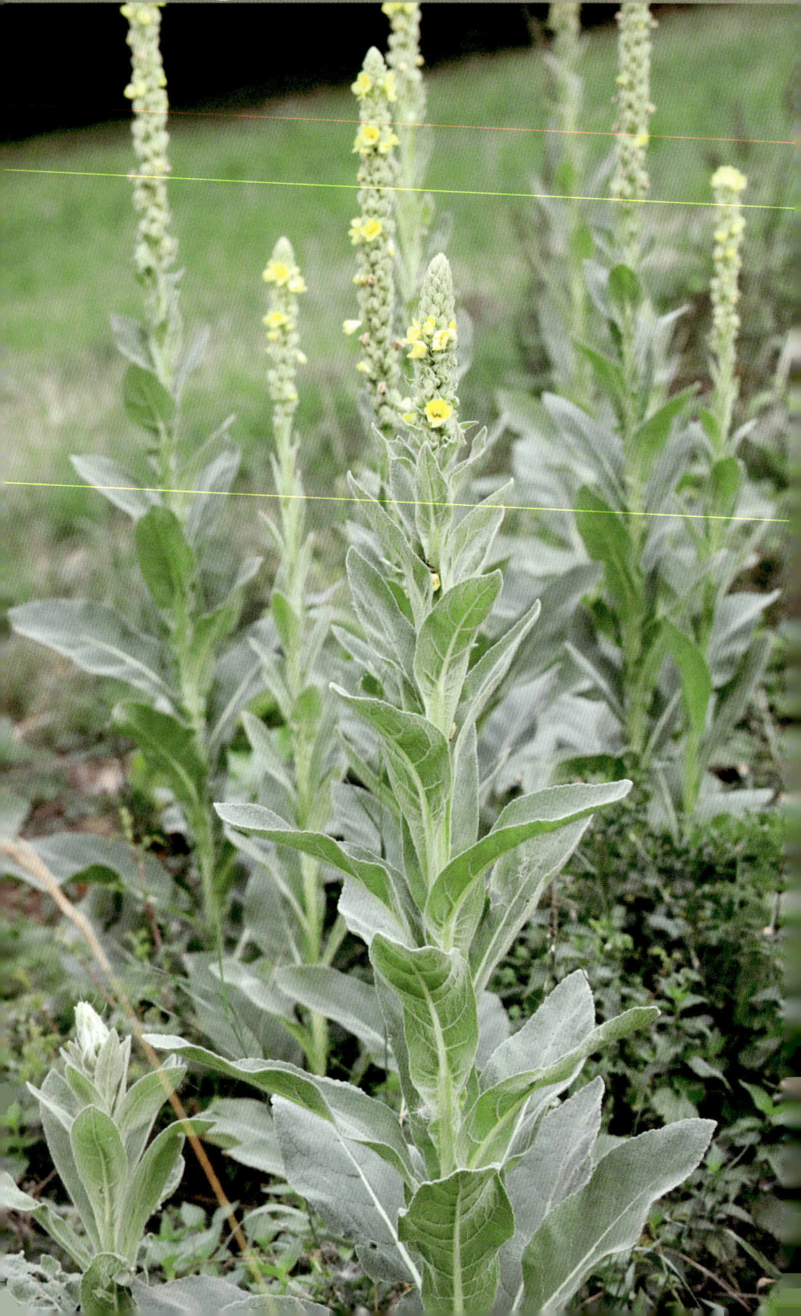

Darf ich vorstellen?

SO HEISST SIE: Kleinblütige Königskerze, *Verbascum thapsus;* Großblütige K., *V. densiflorum*
SO SIEHT SIE AUS: bis 2,50 m hoch, zweijährig, dicht filzig behaart; **Blätter:** länglich bis lanzettlich; **Blüte:** 10–20 mm, gelb
SIE BLÜHT VON: Juli–September
HIER WÄCHST SIE: sonnige Standorte, steinige Stellen, Schuttplätze, Waldränder, Gebüsche
KANN VERWECHSELT WERDEN MIT: –

Wann was sammeln?

Die großen Blätter der Königskerze können ab Mai gesammelt und verwendet werden, zunächst von der Blattrosette, dann vom Stängel weg.

Schnelle Hilfe...

- **ALS FRISCHHALTEPAPIER:** Die großen Blätter der Königskerze dienten einst zum Frischhalten von Butter und anderen Speisen. Durch die haarige Oberfläche hemmen sie die Verdunstung und „polstern“ Speisen beim Transport, beispielsweise die auf der Wanderung gesammelten Walderdbeeren. Aber auch wenn das Käsebrot noch nicht aufgegessen, doch das Brotzeitpapier gerissen ist, hilft ein Königskerzenblatt aus.
- **ALS KLOPAPIER:** ... auch hierfür eignen sich die großen Blätter der Königskerze.
- **BEI WUNDEN:** Die zerkauten oder zerriebenen Blätter können auf Wunden oder Abszesse aufgelegt werden.
- **BEI ERKÄLTUNGEN:** Die Blüten gekaut und gelutscht helfen bei beginnenden Erkältungen.

Da hilft sie noch

ALS HEILMITTEL INNERLICH: Grippe, antiviral, schmerzlindernd, schweißtreibend, schleimlösend.
ALS HEILMITTEL ÄUSSERLICH: Ohrenschmerzen, Ekzem, Wunden.

LECKER

Die Blüten sind eine dekorative Leckerei.

Seifenkraut

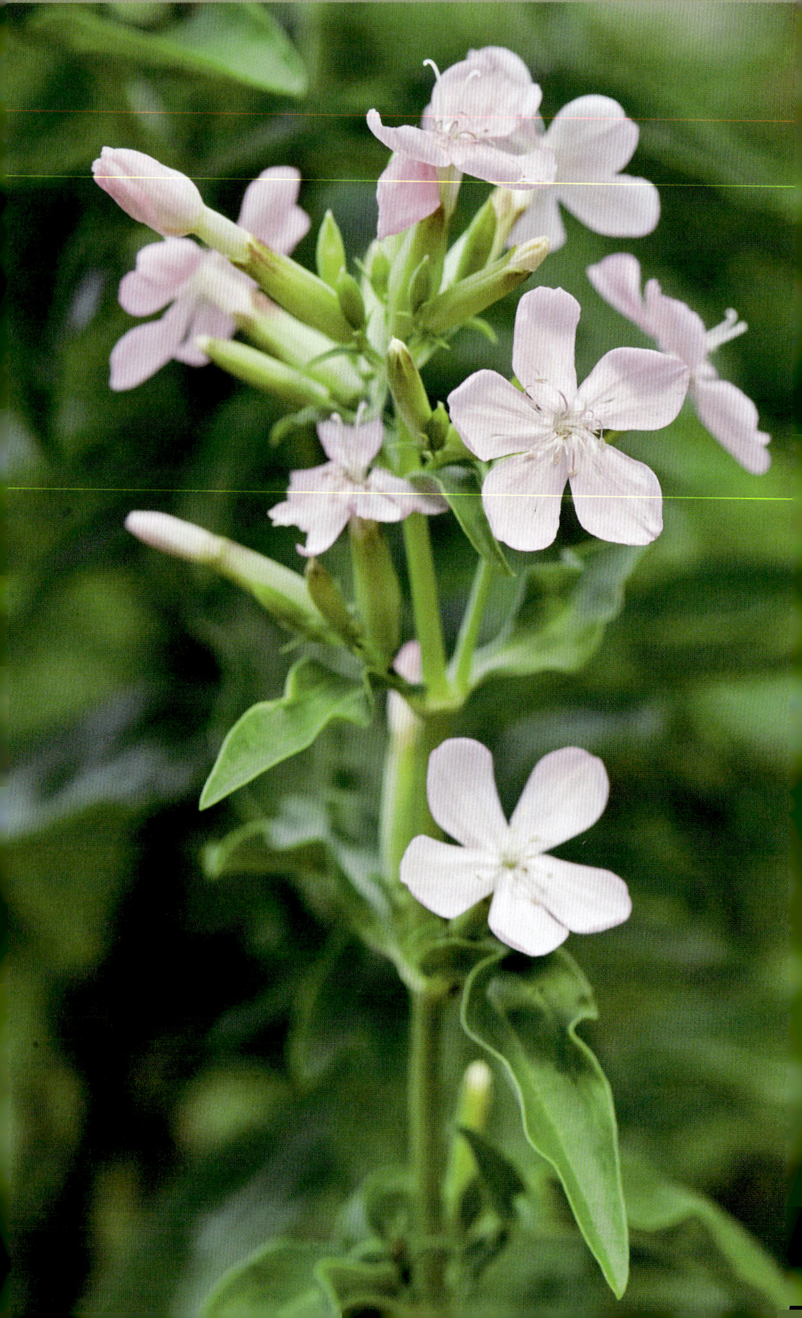

Darf ich vorstellen?

SO HEISST ES: *Saponaria officinalis*
SO SIEHT ES AUS: 30–70 cm große Staude;
Blätter: lanzettlich, bis zu 10 cm lang;
Blüte: 25–40 mm, blassrosa
ES BLÜHT VON: Juni–September
HIER WÄCHST ES: Wegränder, Schutt, Uferbereiche
KANN VERWECHSELT WERDEN MIT: –

Wann was sammeln?

Die Blätter können Sie ab Mai bis in den Oktober hinein sammeln.

Schnelle Hilfe...

- ALS SPÜLMITTEL: Wenn Sie über Nacht unterwegs sind und ein Spülmittel fürs Geschirr oder eine Seife für die Hände vergessen haben, aber auf dem Weg das wunderschön rosa blühende Seifenkraut finden, dann nehmen Sie sich davon einfach ein paar Blätter mit. Die Blätter können dann wie ein Spülschwamm verwendet werden, bzw. mit Wasser zwischen den Händen zerrieben werden. Die darin enthaltenen Seifenstoffe schäumen in den grünen Blättern auf und befreien Hand und Teller von Fett und Schmutz.

Da hilft es noch

ALS HEILMITTEL INNERLICH: Erkältungskrankeiten, leicht abführend, wassertreibend.
ALS HEILMITTEL ÄUSSERLICH: Juckreiz, Hautpilze.

Waldrebe

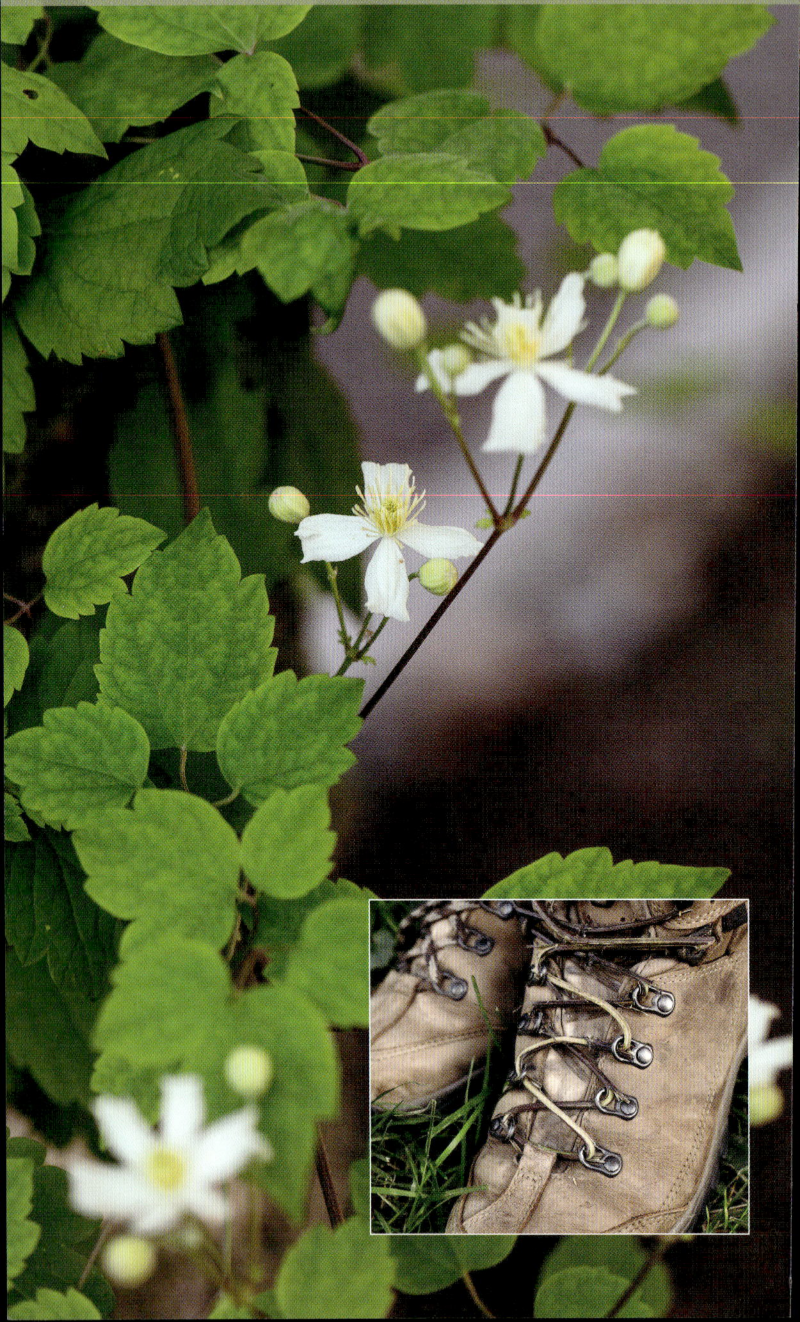

Darf ich vorstellen?

SO HEISST SIE: *Clematis vitalba*
SO SIEHT SIE AUS: bis zu 15 m hoher Kletterstrauch; **Blätter:** 3- bis 5-zählig, ei- oder herzförmig; **Blüte:** 2–3 cm groß, weiß, in Rispen angeordnet; **Fruchtstand:** ähnelt von Weitem einem kleinen Schneeball, Same mit federähnlichem Flugkörper versehen
SIE BLÜHT VON: Juni–Juli
HIER WÄCHST SIE: Waldrand, Hecken, Auwald
KANN VERWECHSELT WERDEN MIT: –

Wann was sammeln?

Die ein- bis zweijährigen Triebe sind ab April lang genug und führen ausreichend Saft, um als Schnürsenkel genutzt zu werden. Gegen Herbst lässt die Reißfestigkeit nach und es bedarf manchmal mehrerer Versuche, den passenden Ersatz aus der Waldrebe zu „ernten".

Schnelle Hilfe...

- **ALS SCHNÜRSENKEL:** Wenn der Schnürsenkel reißt und Sie statt eines Ersatzes nur den Waldrand neben sich haben, können Sie nach der Waldrebe Ausschau halten. Die jungen Triebe sind noch elastisch genug, um als passable Schnur zu dienen. Den Trieb in ausreichender Länge abreißen und nach und nach durch knicken und biegen geschmeidig machen, dann durch die Schuhlöcher fädeln, was manchmal die größere Aufgabe darstellt.

Bitte nicht essen!

Die Waldrebe ist sehr giftig. In bereits geringen Mengen zu sich genommen verursacht sie Durchfall Erbrechen, Magenkrämpfe. Bei etwas mehr kommt es zu Reizerscheinungen der Niere und zu Störungen im Nervensystem mit Krämpfen und Lähmung.
In der Homöopathie wird sie bei chronischer Lymphknoten-, Brustdrüsen- und Prostataentzündung angewendet.

Weide

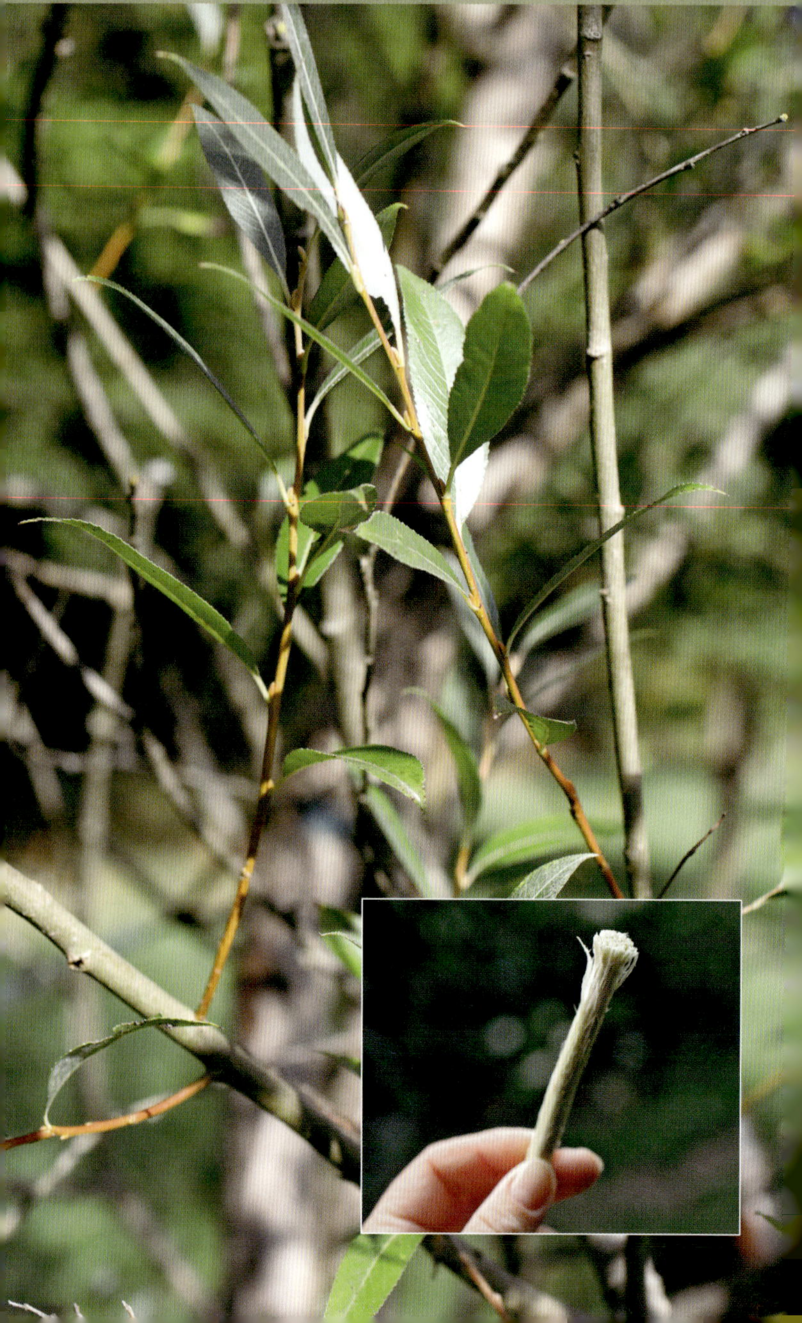

Darf ich vorstellen?

SO HEISST SIE: Silber-Weide, *Salix alba;* Sal-W., *S. caprea;* Bruch-W., *S. fragilis*
SO SIEHT SIE AUS: bis zu 25 m hoher Baum;
Rinde: silbrig braun, im Alter dickborkig;
Blätter: silbrig, lanzettlich, bei der Sal-Weide eiförmig;
Blüten: weiblich: grünliche Kätzchen; männlich: zunächst silbrige, dann gelbe Kätzchen
SIE BLÜHT IM: März
HIER WÄCHST SIE: Uferbereich, Auwälder; Sal-Weide auch Schuttböden
KANN VERWECHSELT WERDEN MIT: –

Wann was sammeln?

Im Frühling, während des Saftflusses, ist es am einfachsten sich eine Ersatzzahnbürste aus dem Stück eines einjährigen Astes herzustellen, später im Jahr muss man dann etwas kräftiger zubeißen. Die Blätter als Wundauflage sind zwar auch im Frühling am besten geeignet, bieten dennoch das ganze Vegetationsjahr hindurch eine gute Erste Hilfe.

Schnelle Hilfe...

- **ALS ZAHNBÜRSTE:** Hat man die Zahnbürste vergessen, hilft die Weide weiter. Dazu müssen Sie sich nur einen ca. 10 cm langen, jungen (einjährigen) Ast der Weide brechen, ihn von der Rinde befreien und zwischen den Backenzähnen zerbeißen, sodass die langen geschmeidigen Holzfasern voneinander getrennt werden und einem borstigen Pinsel ähneln. Mit diesem „Pinsel" lassen sich wunderbar Zahnbelag und mögliche Speisereste zwischen den Zähnen entfernen.
- **BEI WUNDEN:** Als Wundpflaster können Sie die zerriebenen Blätter oder die Innenseite der geschälten Rinde verwenden.

Da hilft sie noch

ALS HEILMITTEL INNERLICH: chronische Schmerzen (Kopf-, Rheuma-, Gelenkschmerzen), Fieber, Mandelentzündung.
ALS HEILMITTEL ÄUSSERLICH: Ekzem, Hautpilz, Fußschweiß, Gelenk-, Rheumaschmerzen.

Service

Falls das fabelhafte Thema der Wildpflanzenkunde Ihre Neugier geweckt hat oder Sie der bereits vorhandenen Neugier noch ein wenig weiter nachgeben wollen, finden Sie im Folgenden einige Buchtipps sowie hilfreiche Internetlinks, Bezugsquellen und Adressen von Wildpflanzen- und Heilkundeschulen.
Nun aber erst mal eine Übersichtstabelle, damit Sie schnell die richtigen Pflanzen finden.

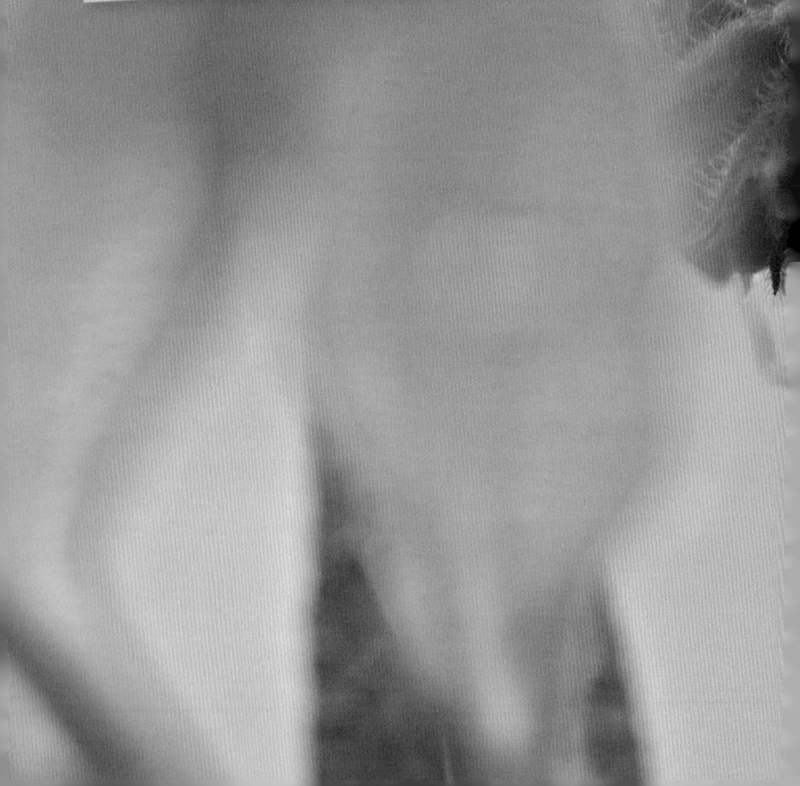

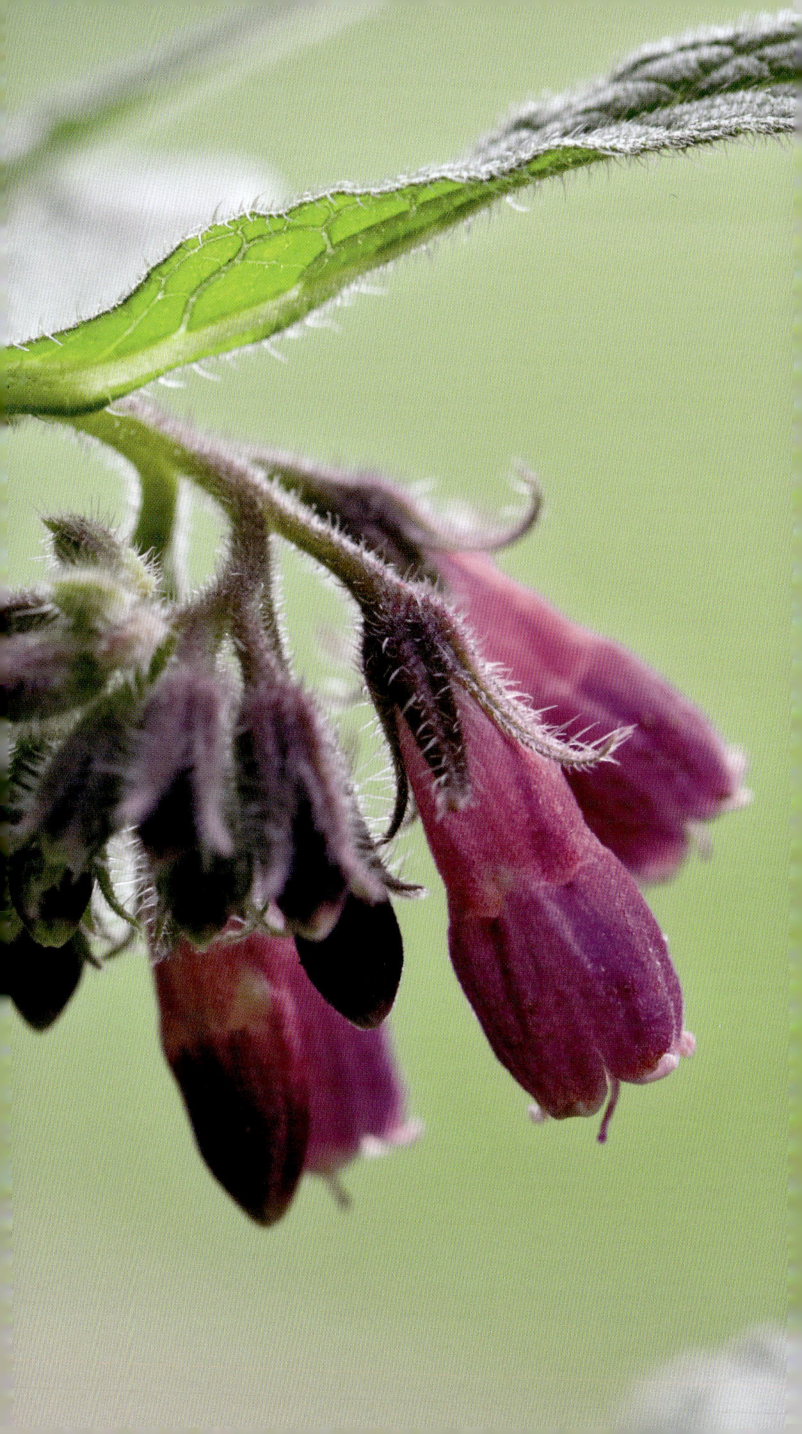

Alle Pflanzen und ihre Anwendung im Überblick

	Seite	Kann man hier finden	Wenn's außen wehtut	Insekten-stiche	Wenn's innen schmerzt	
Ahorn	98	H t f		x	Schwellungen	
Ampfer	10	W t f	Brennnessel-verbrennung	x		
Beifuß	42	W t		x (prophylak-tisch)		
Beinwell	44	W f			Zerrungen, Prellungen, Quetschungen, Brüche...	
Birke	100	H t f				
Brennnessel	72	W H t			akute Gelenkschmerzen	
Eberesche	74	H t				
Esche	12	H t f	Wunden			
Erle	46	H f			Schwellungen	
Fichte	14	H t	Holzsplitter, Wunden			
Frauenhaarmoos	102	H f	Kompresse			
Frauenmantel	16	W t	Wunden, Nasenbluten			
Gänseblümchen	48	W t		x	Prellungen, Verstauchungen, Zerrungen	
Giersch	76	G H t	Wunden	x		
Gundermann	18	H t	Wunden, auch eitrig			
Hirtentäschel	52	W t	Wunden, blutstillend		Bluterguss, Quetschungen	
Huflattich	104	H W t f		x		
Johanniskraut	54	W t	Wunden, Sonnenbrand		Nervenschmerzen	
Kiefer	106	H W t	Holzsplitter, Wunden			
Klee	22	W t		x		
Kohl-Kratzdistel	78	H f				
Königskerze	108	W t	Wunden, Abszesse			
Labkraut	80	W t				

H: Hecke, Waldrand; W: Wiese, t: trocken, f: feucht

Bei müden Füßen	Kraftnahrung für den Weg	Für die Frühjahrskur	Bei Schnupfen und Husten	Und sonst?
x	nahrhaft, mild			Deo
	Mineralstoffbombe	x		kühlend
x (auch bereits schmerzend)		x		
			x	
	erfrischend			Anzündhilfe
	Mineralstoff- und Vitaminbombe	x		
	erfrischend, belebend		x	
x				
x				
	kräftigend		x	
				Klopapier, Damenbinde
		x		reinigende Gesichtspackung
		x	x	
	kräftigend	x		
	erfrischend	x		
	nussige Knabberei			
			x	Klopapier
			x	Seife
	honigliche Knabberei		x	
	sehr erfrischend	x		
			x	Klopapier, Frischhaltepapier
	lecker salatähnlich			geschwollene Lymphknoten

	Seite	Kann man hier finden	Wenn's außen wehtut	Insekten-stiche	Wenn's innen schmerzt
Linde	80	H t			
Löwenzahn	84	W t			
Mädesüß	58	W f	Wunden		Zahnweh
Malve	24	W t	Sonnenbrand	x	
Minze	60	W f			überanstrengte Gelenke, Bauchweh
Nelkenwurz	26	W t	Wunden, blutstillend		Zahnschmerzen
Odermennig	62	W t	Wunden, blutstillend		Migräne
Pestwurz	28	W f			
Rose	30	W H t	Wunden, Verbrennungen		
Ruprechtskraut	66	H t			Ohrenschmerzen, Schwäche
Schafgarbe	32	W t	Wunden, blutstillend		Zahnweh
Schlehe	86	W t	Wunden		
Seifenkraut	110	W t f			
Spitz-Wegerich	34	W t	Wunden	x	
Springkraut	88	H t f	Brennessel-verbrennung	x	
Staudenknöterich	90	H t			
Taubnessel	36	W H t	Schrammen, Holzsplitter, Verbrennungen		
Vogelmiere	68	W t			Schwellungen, Schmerzen
Wald-Erdbeere	38	H t	Sonnenbrand, Wunden		
Waldrebe	112	H f t			
Weide	114	W H f	Wunden		
Weißdorn	92	H t	Wunden		
Wiesen-Bärenklau	94	W H f			

H: Hecke, Waldrand; W: Wiese, t: trocken, f: feucht

	Bei müden Füßen	Kraftnahrung für den Weg	Für die Frühjahrskur	Bei Schnupfen und Husten	Und sonst?
		erfrischend		x	
		belebend	x		
			x	x	guter Atem
				x	
		erfrischend			
					guter Atem
			x		
	x (auch bereits schmerzende und wunde)				Regenschutz, Klopapier
					müde, geschwollene Augen
		vitaminreich		x	
					Spülmittel, Seife
	x (wund gelaufen)		x	x	
		nahrhafte „Nüsschen“			
		erfrischend fruchtig	x	x	
		honigliche Knabberei			
		stärkend	x		
		fruchtige Süßigkeit			Sinnesverwirrung
					Schnürsenkel
					Zahnbürste
		belebend, nahrhaft			
		erfrischend, nahrhaft	x	x	

Zum Weiterlesen

Burckhardt, Coco: Alles aus Wildpflanzen. Kochen & konservieren, heilen & vorbeugen, waschen & färben, räuchern & zaubern. Ulmer 2015.
100 heimische Wildpflanzen werden nach botanischen Merkmalen und Verwendungen innerhalb der Heilkunde, der Küche, des Handwerks und des Brauchtums porträtiert und das notwendige Grundwissen wie Salbekochen, jahreszeitliche Wildkräutermenüs, Färbebäder und Räucherbuschen einleitend erklärt.

Burckhardt, Coco: Der Wildpflanzen Praxis-Coach. 100 Rezepte für Küche, Gesundheit, Haus & Garten. BLV 2016.
Ein jahreszeitlich angelegtes Handbuch mit vielen „Exkursionen" in die Welt der Volkskunde, Ökologie, Inhaltsstoffkunde und Mythen.

Burckhardt, Coco: 12 Heilpflanzen und ihre Geschichte. Märchen, Mythen, Medizin. Ulmer 2018.
Zwölf Pflanzenmärchen (für jeden Monat eins) in keltischer Tradition weben den roten Faden, der sich durch die Pflanzenporträts zieht, die Volkskunde, Pharmakologie, Botanik, Signatur und Heilkunde der jeweiligen Pflanze beschreiben.

Burckhardt, Coco: Pflanzenbrauch im Jahreslauf. Neue Erde 2022.
Es werden die keltischen und christlichen Festtage und -bräuche beschrieben, Geschichten erzählt, Pflanzen porträtiert und Grundwissen im Bereich Heilkunde, Essen, Räuchern und Pflanzentinten beschrieben.

Bühring, Ursel: Alles über Heilpflanzen. Ulmer 2020.
Ausführliches Werk über Heilkraft und Verarbeitung von Heilpflanzen, sehr gut auch für Laien geeignet.

Fleischhauer, Guido: Essbare Wildpflanzen: 200 Arten bestimmen und verwenden. AT Verlag 2015.
Hier werden 200 Wildpflanzen für den kulinarischen Genuß beschrieben.

Greiner, Karin: Meine Wildpflanzen-Apotheke. Ulmer 2020.
Ein Buch für Anfänger, die mit einfachen Rezepten im Laufe der Jahreszeiten die Welt der Wildpflanzen heilkundlich entdecken wollen.

Lüder, Rita: Grundkurs Pflanzenbestimmung. Quelle & Meyer 2022.
Richtiges Bestimmen als Beginn einer Freundschaft zwischen Mensch und Pflanze: Pflanzenbestimmungsbuch mit stark vereinfachtem botanischen Schlüssel, auch geeignet für Anfänger, die Pflanzen nicht nur anhand der Blütenfarben, sondern sicher nach Familie und Gattung erkennen wollen.

Pahlow, Mannfried: Das Große Buch der Heilpflanzen. Nikol 2013.
Sehr umfangreiches Nachschlagewerk zu heimischen und auch nicht heimischen Heilpflanzen.

Weiterführende Infos im WWW

Heilpflanzenkunde, Wildkräuterküche, Pflanzenvolkskunde – Seminare, Vorträge & Exkursionen
www.waldundwiesenwonne.de (Coco Burckhardt)

Naturpädagogische Fort- und Weiterbildung
www.naturschule-freiburg.de

Internetportal zur Bestimmung von Wildpflanzen und deren Verwendungsmöglichkeiten
www.pflanzen-bestimmung.de

Bildquellen

Alle Fotos und das Titelfoto stammen von Heike Schmidt-Röger, mit Ausnahme Seite 110 und 112 (großes Foto): mauritius images. Das Icon Löwenzahn auf dem Buchrücken stammt von Antje Warnecke.

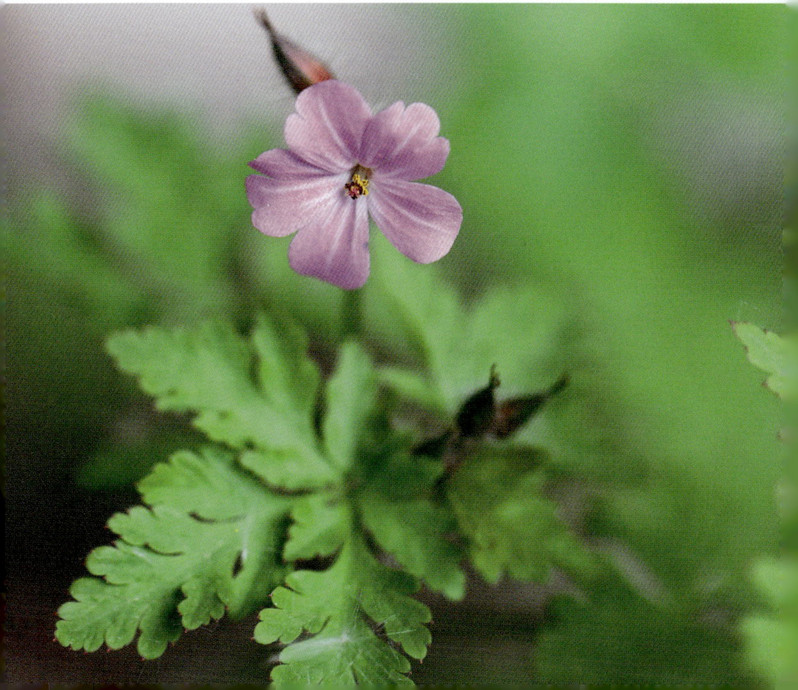

Pflanzen und Beschwerden schnell finden

Die in diesem Buch enthaltenen Empfehlungen und Angaben sind von der Autorin mit größter Sorgfalt zusammengestellt und geprüft worden. Eine Garantie für die Richtigkeit der Angaben kann aber nicht gegeben werden.
Autorin und Verlag übernehmen keine Haftung für Schäden und Unfälle. Bitte setzen Sie bei der Anwendung der in diesem Buch enthaltenen Empfehlungen Ihr persönliches Urteilsvermögen ein.
Der Verlag Eugen Ulmer ist nicht verantwortlich für die Inhalte der im Buch genannten Websites.

Anmerkung zur Schreibweise (Gendering) der weiblichen, männlichen und unbestimmten Form: Ausschließlich aufgrund der deutlich besseren Lesbarkeit wird in diesem Werk auf die jeweilige Mehrfachnennung oder Anpassung der Schreibweise bestimmter Bezeichnungen verzichtet.

Impressum

Bibliografische Information der Deutschen Nationalbibliothek
Die Deutsche Nationalbibliothek verzeichnet diese Publikation in der Deutschen Nationalbibliografie; detaillierte bibliografische Daten sind im Internet über http://dnb.d-nb.de abrufbar.

Wollgrasweg 41, 70599 Stuttgart (Hohenheim)
E-Mail: info@ulmer.de
Internet: www.ulmer.de
Projektleitung: Antje Munk
Lektorat: Ulf Müller, Sabine Drobik
Herstellung: Stephanie Haun
Umschlagentwurf: Antje Warnecke, nordendesign.de, VEU
Satz: Atelier Reichert, Stuttgart; Fotosatz Buck, Kumhausen
Reproduktion: time:ray, Jettingen
Druck und Bindung: Livonia Print, Riga, Lettland
Printed in Latvia

ISBN 978-3-8186-2227-5

Hier können Sie weiterlesen

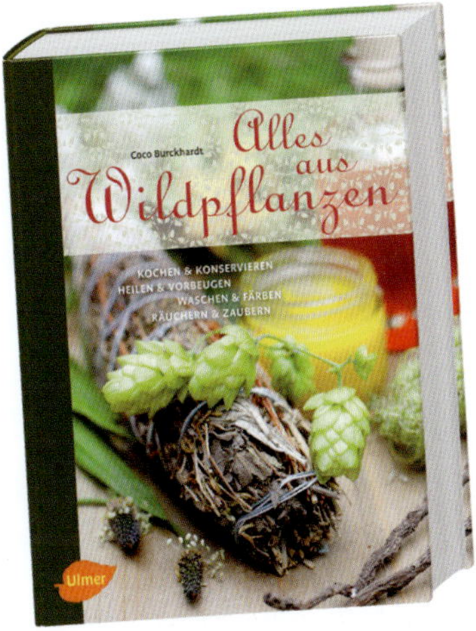

So umfassend wie kein anderes Wildpflanzenbuch:
Aus unseren Wildpflanzen lässt sich alles machen, was Sie brauchen: von der Vorspeise bis zum Dessert, vom Hustensaft, Tee und Salben bis zum Schlafmittel für die Wechseljahre, vom Kerzendocht bis zur Tinte, auch ein pflanzlicher Wetteranzeiger kann einmal hilfreich sein. Seit über 20 Jahren sammelt und erprobt die Autorin alte und neue Verwendungsweisen und stellt sie in diesem Werk vor. Zu über 100 Kräutern, Sträuchern und Bäumen gibt sie Informationen wie Erntezeitpunkt und Verwechslungsmöglichkeiten. Dabei kommt spannendes Wissen über Pflanzennamen oder alte Bräuche nicht zu kurz. Jetzt mit neuem Kapitel „Entgiften mit Wildpflanzen"!

Alles aus Wildpflanzen. Kochen und konservieren, heilen und vorbeugen, waschen und färben, räuchern und zaubern. Coco Burckhardt. 2., erw. und akt. Auflage 2015. 310 S., 241 Zeichnungen, 33 Farbfotos, 5 Tabellen, geb.
ISBN 978-3-8001-1266-1.

Heilkräftig und schützend

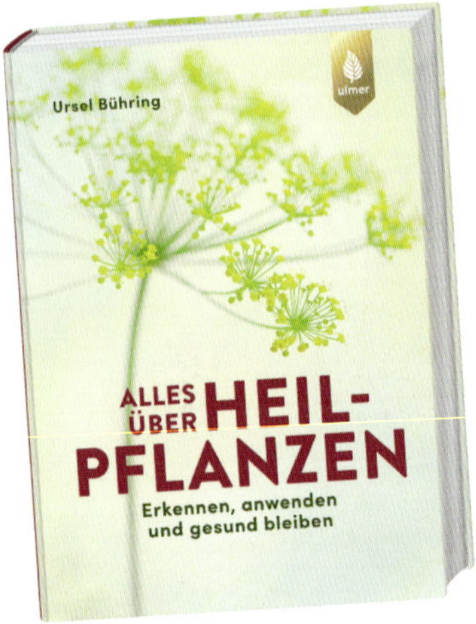

Jetzt komplett aktualisiert, neu bebildert und erweitert: Der Klassiker unter den Heilpflanzenbüchern. Ursel Bühring, renommierte Heilpflanzenexpertin, porträtiert 82 Heilkräuter und ihre Wirkung besonders ausführlich. Sie stellt das Wirkspektrum sowie die offizielle medizinische Anwendung vor, dazu Geschichte und Botanik der Heilpflanzen. In jedem Porträt finden Sie Rezepte aus der Phytotherapie für unterschiedliche Indikationen. Tees, Salben, Tinkturen und Wickel – lernen Sie die vielseitigen Anwendungen kennen. Im umfangreichen Kapitel über häufige Krankheiten und Beschwerden erhalten Sie eine Fülle von Ratschlägen aus der Naturheilkunde und viele weitere Heilpflanzenrezepte.

Alles über Heilpflanzen. Erkennen, anwenden und gesund bleiben. Das Standardwerk – 5. Auflage – komplett aktualisiert und erweitert. Ursel Bühring. 5., akt. und erw. Auflage 2020. 432 S., 230 Farbfotos, 82 farbige Zeichnungen, geb.
ISBN 978-3-8186-0410-3.

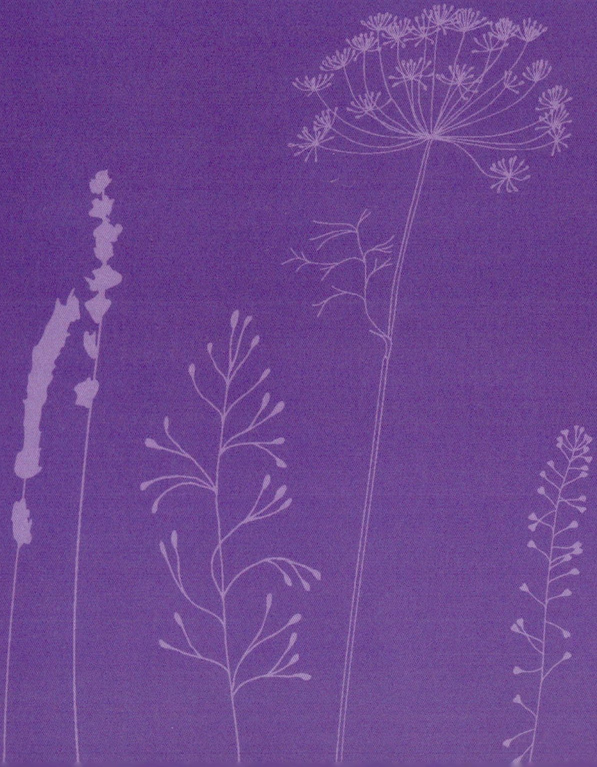